AF403622

ESSAI

SUR LES

PHÉNOMÈNES MORBIDES

DE LA

PRESSION INTRA-OCULAIRE

PAR

ADOLPHE PIÉCHAUD

DOCTEUR EN MÉDECINE DE LA FACULTÉ DE PARIS,
ANCIEN CHEF DE CLINIQUE OPHTHALMOLOGIQUE,
RÉDACTEUR DU JOURNAL D'OPHTHALMOLOGIE.

AVEC FIGURES INTERCALÉES DANS LE TEXTE.

PARIS

H. LAUWEREYNS, LIBRAIRE-ÉDITEUR
21, RUE MONSIEUR-LE-PRINCE, 21

1872

A MON EXCELLENTE ET BIEN-AIMÉE MÈRE.

Témoignage de la plus tendre affection.

A MON PÈRE

Je vous offre, cher père, la dédicace de ce modeste travail. Puissé-je, dans la carrière que je vais embrasser, et que vous avez honorée par votre probité et votre dévouement sans bornes, pendant plus de trente-cinq années de durs labeurs, puissé-je suivre la route que votre exemple et vos conseils m'ont toute tracée. Je n'ai d'autre ambition que de marcher sur vos traces, heureux si je puis mériter l'estime qui s'est attachée à votre nom !

A LA MÉMOIRE
DE MA GRAND'MÈRE ET DE MON GRAND-ONCLE.

A LA MÉMOIRE
D'UNE SŒUR BIEN-AIMÉE.

A MON FRÈRE,
Interne des Hôpitaux de Bordeaux,

A MA SŒUR ET A MON BEAU-FRÈRE.

A TOUS MES AMIS.

A M. LE PROFESSEUR RICHET,

Professeur de clinique chirurgicale à la Faculté de Paris,
Chirurgien de l'hôpital des Cliniques,
Membre de l'Académie de médecine,
Officier de la Légion-d'honneur.

A LA MÉMOIRE DE FOLLIN.

A MON CHER MAÎTRE,

LE Dr CUSCO,

Chirurgien de l'Hôtel-Dieu,
Officier de la Légion-d'honneur.
(Externat. Lariboisière.)

A MES MAÎTRES DANS LES HÔPITAUX DE PARIS.

A M. SIMON DUPLAY,

Chirurgien des Hôpitaux, Professeur agrégé de la Faculté de médecine.
(Externat. Lariboisière.)

A M. MAURICE RAYNAUD,

Médecin des Hôpitaux, Professeur agrégé de la Faculté de médecine.
(Externat. Lariboisière.)

A M. MARC SÉE,

Chirurgien des Hôpitaux, Professeur agrégé.
(Externat. Bicêtre.)

A M. MAISONNEUVE,

Ex-Chirurgien de l'Hôtel-Dieu.
(Externat. Hôtel-Dieu.)

A M. DESCROIZILLES,

Médecin des Hôpitaux.
(Externat. Charité - Annexe.)

A M. BALL,

Médecin des Hôpitaux, Professeur agrégé.
(Externat. Charité-Annexe.)

ESSAI

SUR

LES PHÉNOMÈNES MORBIDES

DE LA

PRESSION INTRA-OCULAIRE.

AVANT-PROPOS.

Bien que l'ophthalmoscope ait donné à des phénomènes, autrefois inexpliqués, une interprétation suffisante, et qu'il ait ouvert une voie d'indications rationnelles à tout un groupe de lésions jusque-là méconnues, quelques points de la pathologie oculaire sont restés obscurs, mal définis.

Les recherches les plus modernes, aidées de tout ce que la micrographie et l'anatomie pathologique ont pu fournir de ressources, n'ont pas réussi à faire disparaître complétement le trouble, la confusion qui règnent dans la science par rapport aux affections glaucomateuses ; et ce que disait de Graefe, il y a quinze ans dans sa note adressée à l'Institut de France, peut encore paraître vrai aujourd'hui :

« Le terme de glaucome, dont on avait tant abusé, avant que l'ophthalmoscope fût en usage, a acquis une signification encore plus indéfinissable, depuis que cet instrument est journellement employé. »

Dès la découverte d'Helmoltz, en effet, la sagacité de tous fut mise à l'épreuve, les recherches les plus patientes furent dirigées dans le but de donner à un symptôme vague et indéterminé un sens clair et précis, et de rattacher à une origine commune ou à des altérations primitives bien établies, les affections dites glaucomateuses.

Jusqu'à ce moment, toutes les données scientifiques relatives à l'histoire du glaucome pouvaient se résumer dans quelques opinions formulées d'après les signes extérieurs les plus évidents et certains phénomènes morbides accusés par le malade.

La plupart des auteurs s'accordaient à reconnaître comme constants, le changement de coloration de la pupille, qui donne à l'œil une teinte azurée ou vert de mer, le défaut de transparence des milieux, et comme conséquence, l'affaiblissement progressif de la vue jusqu'à abolition complète. Tous ces signes, quelle que fût la maladie, étaient rapportés au glaucome

Mais, pour expliquer l'origine du mal, les opinions différaient sensiblement : les uns, et ce sont les plus nombreux, ne voyaient dans le glaucome qu'une altération primitive du corps vitré pouvant entraîner consécutivement l'altération de la choroïde et de la rétine ; d'autres, au contraire, une inflammation de la rétine provoquant à la longue une exsudation du corps vitré, ou une altération de la membrane hyaloïde ; quelques-uns, admettant toujours la dégénérescence du corps vitré, soit comme primitive, soit comme consécutive, ne laissaient pas que de rapporter le glaucome a une opacité du cristallin, constituant la cataracte lenticulaire dure, ce que les anciens avaient appelé *cataracta viridis*, expression modernisée sous le nom de *cataracta glaucomatosa*.

Wenzel n'admettait pas de changements appréciables

(1) Brisseau, Traité de la cataracte et du glaucome, 1709.
(2) Valsava, 1717.
(3) Manuel d'oculistique, 1818.

dans le corps vitré ou le cristallin. Ce que l'on nomme glaucome lui semblait être une véritable maladie du nerf optique, se communiquant ultérieurement à la rétine, qui en est l'expansion. Pour Weller, quelques années plus tard, la cause de la modification de couleur dans la pupille ne gît pas seulement dans le corps vitré, mais elle existe en même temps dans la rétine qui entoure ce corps; et en outre, le trouble de transparence de ce dernier pourrait bien n'être autre chose que le produit de l'altération du nerf optique, indiquée par Wenzel. D'ailleurs en examinant attentivement l'origine et la marche du glaucome, Weller a constamment fait la remarque que l'affection débute par des symptômes qui accusent une lésion primitive des nerfs de l'œil. On le voit, ces deux opinions tendent à se confondre.

Tantôt donc, le glaucome a été localisé dans les milieux transparents de l'œil, tantôt dans la rétine et le nerf optique. Puis, lorsque des recherches anatomiques sérieuses ne parvinrent pas à démontrer l'existence de lésions suffisantes pour expliquer cette localisation, toute idée tendant à attribuer à l'altération de tel organe ou de telle membrane l'origine de la maladie fut rejetée, et on n'en vint plus à regarder le glaucome que comme une affection générale du globe de l'œil donnant lieu à des altérations de toutes les parties constituantes. A la vérité, tous les tissus participent à un degré plus ou moins considérable à l'état morbide qui caractérise les affections glaucomateuses; mais il s'agissait, avant tout, de démontrer si ces altérations survenaient au début ou si elles ne se développaient que consécutivement. Or, la plupart des lésions ne sont point primitives, elles n'apparaissent que dans le courant de la maladie et appartiennent aux phénomènes secondaires.

Il ne fallait donc pas, quoique le glaucome se présentât sous l'aspect d'une ophthalmie générale à caractères spéciaux, abandonner toute idée de localisation et faire de quelques symptômes observés l'expression d'une maladie générale et indéterminée.

De toutes les opinions qui ont prévalu, sans contredit celle qui s'est le plus rapprochée de la vérité, est celle qui rapporte à des lésions primitives de la choroïde, à une inflammation, le foyer originaire de la maladie. Les recherches anatomiques avaient été incomplètes. Schrœder Van der Kolk (1) et Arlt en firent de plus sérieuses, et ne tardèrent pas à établir que le glaucome, ainsi que tous les symptômes qui l'accompagnent, trouvent leur explication dans un épanchement fibro-albumineux qui se fait entre la rétine et le choroïde et qui est le résultat de l'état inflammatoire de cette dernière.

Cette question des exsudats sous-rétiniens allait être jugée par l'ophthalmoscope. Dès qu'on tenta les premiers essais par le nouveau mode d'exploration, il fut impossible de découvrir la moindre trace d'épanchements entre la rétine et la choroïde. Comment comprendre que son existence eût servi de base à la théorie récente et généralement admise?... Le glaucome type est rarement observé au début; plus tard, ce n'est qu'avec les plus grandes difficultés qu'on peut à l'aide de l'ophthalmoscope éclairer le fond de l'œil et découvrir les lésions obscurcies par le trouble des milieux réfringents : les dissections anatomiques seules peuvent nous guider dans la recherche de la pathogénie; mais celles-ci, malgré le privilége qu'elles ont de préciser nettement le degré des altérations, ont l'inconvénient de ne pouvoir établir suffisamment leur date ou leur origine. Ce que des observateurs consciencieux prirent pour des altérations primitives ne devait plus être considéré que comme des phénomènes consécutifs, ou même accessoires, puisqu'ils manquaient constamment dans la période initiale des affections glaucomateuses.

(1) Du glaucome et de son traitement. Vienne, 1858.

Pourtant, si la non-existence des exsudats sous-rétiniens devait être mise hors de doute, il restait l'inflammation de la choroïde. On ne pouvait la nier, puisque l'ophthalmoscope arrivait à la démontrer dès le début; mais, précisément à cause de sa forme qui est particulière, moins prononcée que dans les cas ordinaires, qui se présente plutôt avec le cachet d'une maladie fonctionnelle, d'une altération de sécrétion donnant lieu à une hydrophthalmie spéciale, que sous l'aspect d'une véritable choroïdite, il fallait diriger son attention d'un autre côté, faire des recherches dans une autre voie.

Ed. Jæger crut un moment avoir trouvé la cause première de la maladie, et il définit le glaucome « un état morbide de l'œil offrant des symptômes tout à fait spéciaux, connus sous le nom d'aspect glaucomateux, et caractérisé par une altération du nerf optique qui s'est d'abord montré à l'ophthalmoscope comme bombé. » Son opinion erronée, relativement à la saillie de la papille optique, n'implique en rien un défaut d'examen et ne doit être mise que sur le compte de l'incertitude des premiers essais ophthalmoscopiques. Ce qu'il venait d'observer, en somme (1), c'était l'altération du nerf. Il suffisait qu'il l'eût établie, pour que la voie fût ouverte à de nouvelles observations.

Bientôt de Graefe eut l'occasion de rectifier son erreur et de reconnaître que la prétendue saillie n'était, en réalité, qu'une excavation. Dès lors les recherches poussées en ce sens furent fécondes en résultats, et elles amenèrent successivement la découverte du crochet des vaisseaux, du pouls artériel, du changement de coloration de la papille, etc...

L'altération du nerf une fois admise, il fallait démontrer ses rapports avec les autres signes du glaucome. Le plus grand nombre, et Graefe lui-même, dans un premier tra-

(1) Ed. Jæger, *Ueber glaucom.* Vienne, 1858.

vail, en firent d'abord l'origine de la maladie; d'autres la regardèrent comme étant sous la dépendance d'affections de la choroïde; plusieurs même voulurent voir en elle le résultat des progrès d'une maladie s'étant développée primitivement soit dans la sclérotique ou la rétine, soit dans le muscle ciliaire.

Quoiqu'il résulte de toutes ces divergences d'opinions, il n'est pas moins vrai que l'altération de la papille optique existe et qu'elle a des relations intimes avec tous les autres signes observés, comme j'aurai l'occasion de l'étudier.

Lente à se produire, dans certains cas, ne se montrant que tardivement et après l'apparition successive des autres symptômes, elle se développe, dans d'autres cas, dès le début, et avant que les signes habituels se soient manifestés d'une façon évidente, et enfin dans quelques formes elle paraît être l'unique altération.

Mais celle-ci est elle-même la conséquence d'un autre symptôme, qu'on a reconnu avoir une importance capitale, qui joue en effet un rôle essentiel dans les affections glaucomateuses : je veux parler de la pression intra-oculaire dont j'ai fait le sujet de mon travail.

La pression intra-oculaire est si étroitement liée au glaucome, elle domine si bien toute la symptomatologie de ce dernier, qu'il m'a paru indiqué d'entrer dans tous ces détails préliminaires. Étudier la pression intra-oculaire sans faire en même temps l'histoire du glaucome, ou réciproquement traiter de celui-ci sans assigner une place importante à celle-là me semblerait un hors-d'œuvre. Il était nécessaire d'ailleurs, avant de commencer l'étude des phénomènes morbides de la pression intra-oculaire, de montrer la série de déductions pathologiques qui ont servi à établir son existence, autant qu'il m'a paru utile, comme on le verra plus loin, de mettre en relief le lien étroit qui l'enchaîne à la pathologie glaucomateuse.

Le travail que j'ai entrepris demandait une expérience

autrement grande que la mienne et des forces bien supé-
rieures, surtout lorsque, à l'insuffisance des documents, il
faut ajouter les difficultés que j'ai rencontrées pour quelques
traductions. Si je reconnais que je suis resté bien au-
dessous de mon sujet et que mon étude est fort incomplète,
je ne considère celle-ci que comme le premier essai ou le
plan d'une étude ultérieure et plus approfondie. Tel quel,
je soumets mon travail à l'examen de mes juges, me pro-
posant, si je reçois leur approbation, de le continuer plus
tard dans le même sens, avec plus de développements et
quelques recherches expérimentales.

CHAPITRE Ier.

DE LA PRESSION INTRA-OCULAIRE DANS LES MALADIES DE L'ŒIL.

Considéré sous le rapport d'une cavité entièrement remplie de liquide, l'œil subit des phénomènes de pression qui, à l'état normal, sont les mêmes chez tous les individus ou n'offrent qu'une différence peu appréciable. Ces phénomènes, nécessaires pour entretenir le jeu régulier des fonctions et maintenir un équilibre parfait entre les milieux et les parties constituantes de l'enveloppe, sont sujets eux-mêmes, de la part des organes dont ils dépendent, à des variations plus ou moins marquées, qui, lorsqu'elles se produisent, entraînent toute une série de faits pathologiques.

Ce n'est pas d'aujourd'hui que les phénomènes morbides de la tension ont été observés. Grâce aux travaux de Graefe sur le glaucome, aux recherches de Bowman et de Donders, et aux expériences de Grunhagen, de Hippel, de D'or et d'Adamuk, etc., l'attention, il est vrai, s'est portée plus particulièrement sur ce sujet dans les dernières années, mais à une autre époque, tous les auteurs avaient esquissé les principaux traits relatifs, soit à une augmentation, soit à une diminution de la pression intra-oculaire. Seulement la question, au moins en ce qui regarde l'augmentation de pression, avait été étudiée plutôt au point de vue de la sensation éprouvée par le malade que sous le rapport du phénomène physique constaté par l'observateur.

La plupart des altérations de l'œil glaucomateux étant regardées à juste titre comme une conséquencee d'un excès de pression, on s'est demandé avec raison s'il ne fallait pas, pour expliquer d'autres altérations offrant de l'analogie avec celles du glaucome, invoquer comme cause le fait de la pression intra-oculaire, et, partant de ce principe, on est arrivé à cette conclusion : à savoir que l'hypersécrétion des liquides dans l'intérieur du bulbe, se traduisant par un excès de pression, peut entraîner après elle et entraîne fréquemment un cortége de lésions ayant une tendance, un habitus glaucomateux, et que de Graefe a désignées sous le nom générique de maladies *glaucomateuses ;* de l'autre côté, que plusieurs affections qui n'offrent aucun rapport, même éloigné, avec le glaucome, sont susceptibles de provoquer une augmentation de pression, et que l'effet devenant cause, réagit à son tour vis-à-vis des organes intérieurs ou sur la coque de l'œil et détermine une série de lésions secondaires.

Je suppose, d'une part, un cas de myopie. Par l'action des muscles et la tension accommodatrice il se fait un allongement plus considérable de l'axe antéro-postérieur, les vaisseaux choroïdiens se distendent et s'amincissent, la sécrétion du cercle ciliaire augmente peu à peu ; sous l'influence de cette hypersécrétion les principaux phénomènes du glaucome, varicosités des veines sous-conjonctivales, projection de l'iris en avant et excavation de la papille, etc., peuvent se développer.

Je prends, d'autre part, le cas d'une cataracte traumatique ou d'une discision de la capsule très-étendue. A la suite d'une imbibition trop forte de la substance corticale, qu'il se fasse une congestion interne, et rien n'est plus fréquent, qu'une iritis séreuse se déclare, et voilà une hypersécrétion de liquide, un excès de tension qui en résultent ; comme conséquence, troubles fonctionnels et altérations anatomiques.

Si l'augmentation de pression, en effet, doit être considérée comme un résultat, une dépendance d'affections oculaires, ne constituant jamais à elle seule une entité morbide, il est bon de faire remarquer qu'il n'est pas toujours nécessaire, pour qu'elle se développe, de lésions bien caractéristiques ou d'un processus inflammatoire parfaitement déterminé.

Dans le cas de myopie, par exemple, l'hypersécrétion qui se produit est un phénomène morbide à marche très-lente qui passerait souvent inaperçu sans les troubles de la vision. D'après la théorie de Arlt, l'effort musculaire indispensable pour obtenir une vision nette des objets rapprochés est la cause déterminante de l'ectasie postérieure. C'est la pression mécanique exercée par les muscles droits et obliques en même temps que par le muscle ciliaire qui engendre le staphylôme postérieur. Les liquides de l'intérieur de l'œil sont refoulés avec une égale intensité sur tous les points de l'enveloppe ; la pression ne se concentre point sur un point particulier, mais elle agit efficacement sur le point qui offre le moins de résistance. Ce point est celui qui correspond à la partie externe de la papille optique. Par suite de l'élongation, de l'enfoncement de la sclérotique, les vaisseaux artériels fournis par les ciliaires courtes postérieures sont tiraillés, souvent rompus, ce qui donne lieu à des exhalations séreuses ou à de véritables épanchements.

L'opinion de Graefe, relativement à la formation du staphylôme postérieur, est peut-être moins une vérité démontrée qu'une hypothèse très-vraisemblable. Graefe a prétendu que le staphylôme avait pour origine un processus inflammatoire à marche lente, résidant dans la choroïde et la sclérotique, et il a fait de cette lésion une scléro-choroïdite postérieure. Est-ce par l'analogie entre les lésions inflammatoires de la choroïde et l'arc staphylomateux de la myopie que Graefe a été conduit à formuler cette opinion ? Évidemment non. Rien ne ressemble moins à une choroïdite, si localisée qu'elle soit, que l'atrophie péri-papillaire. Comment une inflammation, si elle existe réellement, est-elle capable d'engendrer des lésions si nettes, si régulières et à caractères si constants ? Comment expliquer, par une inflammation, le degré de fréquence, la symétrie, le siége et les délimitations si tranchées de la sclérotite (1) ?

(1) Thèse de Miard, 1870.

J.es recherches anatomiques tendent d'ailleurs à infirmer cette opinion. E. Jæger a rencontré chez les nouveau-nés les signes d'atrophie, et les observations d'embryologie démontrent l'existence d'un espace scléral au voisinage du nerf optique, qui persiste souvent à un degré plus ou moins considérable ; c'est l'arrêt de développement de la membrane obturatrice qui constitue avec l'élongation de l'axe antéro-postérieur de l'œil la prédisposition au staphylôme.

Je ne m'arrêterai pas davantage à ces considérations qui n'ont pour but que de faire comprendre qu'en dehors de lésions inflammatoires bien caractéristiques, par le fait seul de la tension accommodatrice, il peut se produire une augmentation de pression intra-bulbaire.

Les conditions dans lesquelles celle-ci se manifeste sont très-nombreuses. Il est peu d'affections oculaires qui ne soient sujettes à présenter dans le courant de leur évolution le tableau des phénomènes glaucomateux. Non-seulement les opérations de la cataracte, et particulièrement la discision de la capsule et l'abaissement du cristallin, mais les luxations de ce dernier sont susceptibles d'entraîner avec eux une hypersécrétion de liquide et un excès de tension. Desmarres a signalé de longue date les accidents consécutifs à la présence du cristallin dans le fond de l'œil, les névralgies circumorbitaires et l'amaurose qui devient alors un des signes précurseurs du glaucome. Le cristallin, dans ce cas, joue le rôle de corps étranger et agit sur les membranes qui sécrètent une plus grande quantité de liquide. On sait que la sclérotique est une des membranes les plus résistantes et les moins inextensibles. Chez les personnes âgées, où elle est douée d'une rigidité exceptionnelle, le résultat produit par l'hypersécrétion sera d'autant plus marqué et les modifications fonctionnelles, comme celles qui surviennent après les iritis, d'autant plus accusées.

L'iritis, l'irido-chroïdite, les différentes formes d'hydrophthalmies et les cicatrices de la cornée avec ectasie peuvent amener l'augmentation de pression intra-occulaire, et donner à l'œil un aspect glaucomateux.

Si nous disons de ces maladies : « elle deviennent glaucomateuses, ou : elles menacent d'amener une cécité glaucomateuse, cela signifie que l'augmentation de pression a exercé sur la papille du nerf optique une influence analogue à celle que l'on rencontre dans le cas de glaucome exquis » (1).

On voit combien serait vaste le champ à parcourir, si l'on voulait étudier séparément, avec chacune de ces affections, les phénomènes d'hypersécrétion qui en sont la conséquence.

D'après M. Bowman, la pression intra-oculaire n'est pas sous la dépendance immédiate du travail inflammatoire : point de connexions intimes, point de rapports constants de cause à effet entre les processus morbides des milieux et des enveloppes de l'œil et une hypergénèse des éléments liquides. Toutes les inflammations, de quelque nature qu'elles soient, qu'elles appartiennent à la cornée, à l'iris, ou aux membranes, peuvent se faire sans qu'il y ait pour cela une augmentation de pression. Les hémorrhagies dans l'intérieur de l'œil ne déterminent pas de tension en général ; bien au contraire, celle-ci est souvent diminuée. De ses observations il semble résulter que les épanchements intra-oculaires de pus, de sang ou de sérum ne sont pas susceptibles de déterminer un excès de tension, et il conclut à sa non-existence dans ces divers cas pathologiques, dans les épanchements sous rétiniens, par exemple. Je cite plus loin une observation qui va à l'encontre de ces données.

Pour lui, la tension peut être augmentée, sans qu'il y ait du côté des enveloppes de l'œil la moindre trace d'in-

(1) De Graefe, Rem. clin. ult., chapitre IV.

flammation. Légère dans ce cas, elle ne devient grave que par sa persistance, ou à la suite de complications inflam·matoires.

Comme elle peut, en dehors du glaucome, se montrer dans un grand nombre d'affections oculaires, M. Bowman conseille de déterminer son degré toutes les fois qu'un malade se plaint d'un affaiblissement de la vue.

D'après cet auteur, il est très-utile, dans la pratique des affections glaucomateuses, de distinguer 9 degrés de tension, qu'on peut désigner par des signes spéciaux.

T. représente la tension.

T. N. représente la tension normale.

? Indique le doute dont on est souvent forcé de se contenter. Les nombres qui suivent la lettre T indiquent le degré d'augmentation de tension ; si le T est précédé du signe —, cela indique une diminution de pression.

EXEMPLE :

T. 3, troisième degré de tension, ou tension extrême ; une forte pression ne peut faire céder l'œil.

T. 2. Deuxième degré, ou tension considérable.

T. 1. Premier degré, augmentation légère, mais positive de la tension.

T. 1. ? indique qu'il y a doute sur l'augmentation de tension.

T. N. Tension normale.

—. T. 1. ?, exprime un doute sur la diminution de tension.

—. T. 2, degrés successifs de la diminution de tension.

—. T. 3, diminution jusqu'au point où les tuniques oculaires s'affaissent complétement sous la pression qu'on exerce.

Divers instruments ont été imaginés pour apprécier le degré de tension. Ces instruments, désignés sous le nom de tonomètres ou d'ophthalmotonomètres, comme a proposé de les appeler Donders, pour la plupart fort ingénieux, présentent certains inconvénients qui les empêchent d'être adoptés dans la pratique. Les uns, et ce sont les plus nombreux, ont été construits en vue d'expérimentations sur les animaux, et servent moins à déterminer le degré de pression, qu'à faire connaître les conditions dans lesquelles peut changer cette pression. Les autres pour être utilisés, doivent prendre un point d'appui sur le globe de l'œil, la cornée ou la sclérotique, et l'effort nécessaire pour leur consolidation détermine le refoulement de l'œil dans les graisses de l'orbite, ce qui nuit à la précision de l'expérimentation.

De Graefe a le premier construit un tonomètre ; en 1863, il en a fait l'objet d'une communication à la clinique du Dr Liebreich.

Cet appareil se compose d'une tige mobile dans un curseur vertical et dont la tête soulève un levier dont l'extrémité libre court sur un arc de cercle gradué, destiné à mesurer les excursions. La tige mobile se termine inférieurement par un petit disque de quelques millimètres ; elle est mise en contact par cette extrémité inférieure, perpendiculairement avec l'une des extrémités de la surface scléroticale. Le curseur, qui la contient, est d'ailleurs fixé sur deux points d'appui solides pris sur l'orbite et sur l'os malaire.

L'extrémité supérieure de la même tige est retenue par le levier mobile, et si l'on appelle résistance la force développée par la réaction du globe, on dira que cette résistance a sur le levier son point d'application tout près du point d'appui du levier, et entre celui-ci et la puissance. Cette puissance est représentée par un certain poids normal, fixé à l'extrémité libre ou longue de la branche du levier. Cet instrument, d'après ce qui précède, représente un levier du deuxième genre, entre le poids étalon considéré comme puissance, et la pression intra-oculaire prise comme résistance. On comprend sans peine, qu'une relation proportionnelle puisse être établie par l'expérience entre la puissance et la résistance, et qu'on arrive ainsi à exprimer la moyenne réaction du globe ou la pression normale intra-oculaire, et fournir, par suite, une unité pour l'application comparative des réactions anormales ou l'accroissement pathologique de la pression intra-oculaire.

Mais, pour arriver à ce résultat, il faudrait s'assurer de la perpendicularité exacte de la tige sur la surface sphéroïdale du globe, et, d'un autre côté, empêcher le refoulement de ce dernier dans l'orbite. De Graëfe a lui-même si bien compris ce défaut de son instrument, par rapport aux difficultés inhérentes à son application, qu'il conseille l'emploi de deux piques de Pamard, destinées à maintenir le globe pour ainsi dire suspendu pendant l'opération, afin d'empêcher son refoulement.

La plupart des déterminations expérimentales faites sur les animaux au moyen de ces instruments, appelés encore manomètres, présentent le vice suivant : Le mercure ne peut s'élever ou descendre dans la branche ascendante qui le contient et indiquer par conséquent les oscillations de la pression intra-oculaire, que si une certaine quantité de liquide s'écoule en dehors de l'œil ou s'il en reste dans cet organe. Mais au fur et à mesure que ce liquide s'échappe au dehors et monte dans la branche de l'appareil, les vaisseaux sanguins de l'œil se dilatent et peuvent donner lieu à des phénomènes de transsudation : réciproquement quand les vaisseaux diminuent de calibre ou se rétrécissent, le liquide peut rester dans l'œil où il est en partie résorbé, ce qui fait varier d'une façon notable les résultats fournis par cette méthode d'expérimentation. Pour diminuer les chances d'erreur, il importait de construire un appareil qui permît de mesurer les oscillations de la pression, sans donner issue au liquide contenu dans l'œil. Le professeur Hering a cherché à réaliser cet avantage au moyen d'un instrument fort simple qu'il a adopté pour ses recherches expérimentales.

Son appareil se compose en substance d'un tube en verre droit, à diamètre capillaire, qui s'ouvre à l'une de ses extrémités dans une canule métallique terminée en cône, et qui est clos à l'autre extrémité.

Le tube de verre contient à l'extrémité qui est bouchée une colonne d'air de 2 à 3 centimètres de hauteur environ, tandis que le reste est rempli d'eau ou d'une solution saline.

Si l'on introduit dans la cornée la canule en forme de cône, chaque oscillation de la pression intra-oculaire se traduit par une petite augmentation ou une petite diminution dans la hauteur de la colonne d'air emprisonnée dans le tube, en même temps que par des déplacements de niveau de la colonne d'eau. Ces déplacements, toutefois, sont si faibles, à cause de la résistance de la colonne d'air, qui augmente à mesure que la compression devient plus forte, qu'il est souvent impossible de les apercevoir à l'œil nu. Aussi a-t-on imaginé un microscope avec un grossissement de 50 diamètres pour les observations de très-petits déplacements. Il a fallu tenir en même temps le plus grand compte de la température, afin de ne pas confondre les altérations de longueur de la colonne d'air causées par cette dernière avec celles causées par les changements de pression.

D'après le professeur Hering, une chambre oculaire, pourvue de l'instrument qui vient d'être décrit, se conduit absolument comme si elle était sans ouverture.

Quoi qu'il en soit, une pareille méthode ne saurait être généralement instituée dans le but de mesurer la pression intra-oculaire. Elle sert à déterminer, comme je l'ai dit plus haut, les conditions qui peuvent faire varier cette pression. Les animaux qui ont servi aux expériences du professeur Hering et d'Adamuk ont été curarisés, et leur existence n'était prolongée qu'à l'aide de la respiration artificielle.

De sérieux perfectionnements ont été apportés dans la construction des tonomètres par Hamer, Weber, et en particulier par D'or et Donders ; mais les avantages de ces appareils sont encore trop peu démontrés, pour qu'ils puissent être introduits dans la pratique journalière.

Le tonomètre le plus parfait est celui qui vient d'être imaginé par le Dr Monnick (d'Utrecht). J'en donne ici la description détaillée.

L'appareil a la grosseur et la forme d'une montre à cylindre. Il est également muni d'un verre au-dessous duquel se trouve un cadran. Quand on écarte le verre et la feuille métallique sur laquelle reposent les aiguilles et où sont gravés les chiffres, on découvre l'intérieur de l'appareil qui, dans la figure ci-jointe, est représenté deux fois grossi.

L'instrument se compose de deux parties distinctes superposées : celles qui se trouvent au-dessous sont marquées en noir, les plus superficielles ont une teinte moins foncée.

Sur le fond de la petite boîte circulaire est appliquée une mince tige métallique a, recouverte en bas par une autre tige métallique $h\,f$, placée au devant d'elle ; la première de ces tiges se partage en dehors de la boîte en deux branches b et c, pourvues de petites masses en ivoire. Les extrémités de celles-ci, séparées par une distance de 8 millimètres, sont effilées, et leur pointe a un diamètre de un demi-millimètre. Vers le haut, la tige a se recourbe et se continue dans le bras de levier latéral $e\,d$, qui, dans le dessin, est caché en grande partie par la tige $g\,h$, placée au devant. Le bras de levier agit par son extrémité sur le cadran $n\,m$, maintenu en équilibre. En n, ce cadran est muni d'une fine dentelure, correspondant à une roue dentée qui se trouve au centre, roue dentée o, à laquelle l'aiguille b de la figure est fixée.

Dans la partie antérieure de l'appareil au contraire, se

trouve la tige $h\,f$, qui se termine en bas par une autre petite masse en ivoire, placée entre les deux premières b et c. Son

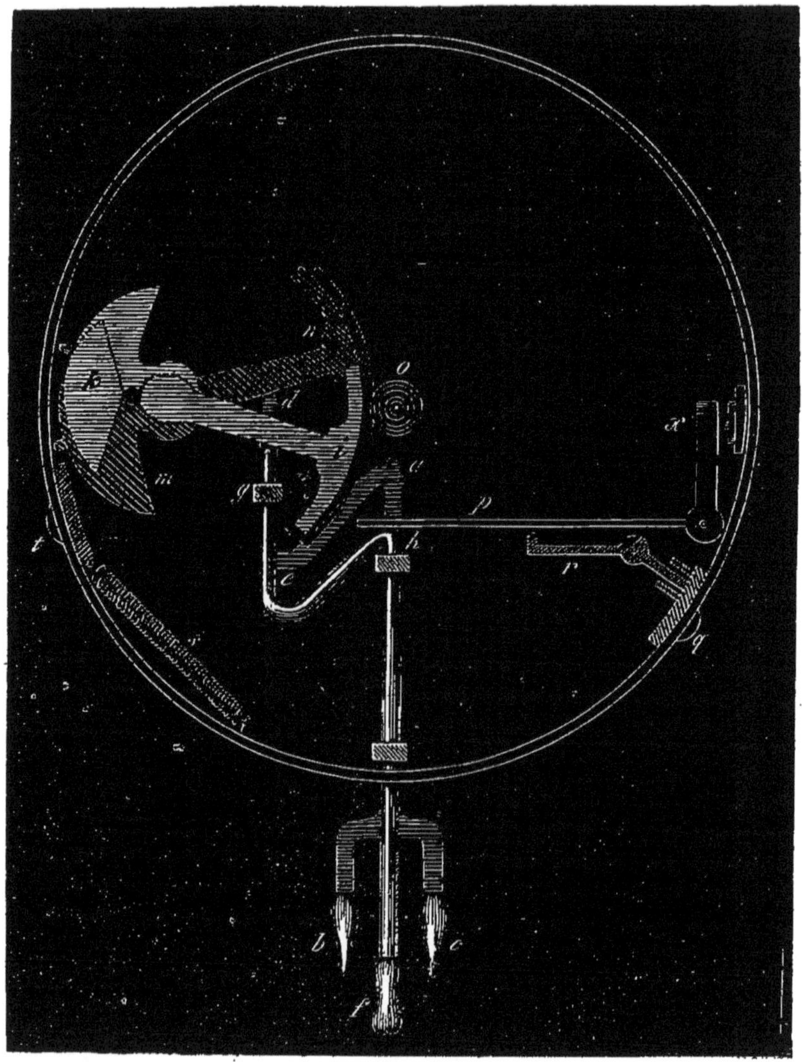

Figure 1.

épaisseur à l'extrémité où sa pointe est de 2 millimètres et demi. A sa partie supérieure, cette tige se coude également pour former un bras de levier g qui agit sur le cadran $k\,i$. Les dents de ce cadran transmettent à leur tour les mouvements par une petite roue dentée à l'aiguille indicatrice a. Comme les deux cadrans ne sont pas fixés aux tiges d et g, mais simplement en contact avec elles, après qu'ils auront été poussés par les petites tiges $b\,c$ et f, ils ne pourraient plus reprendre leur position primitive, comme le font les tiges, quand on tient l'instrument un peu incliné. Aussi trouve-t-on sur les parties latérales de l'ap-

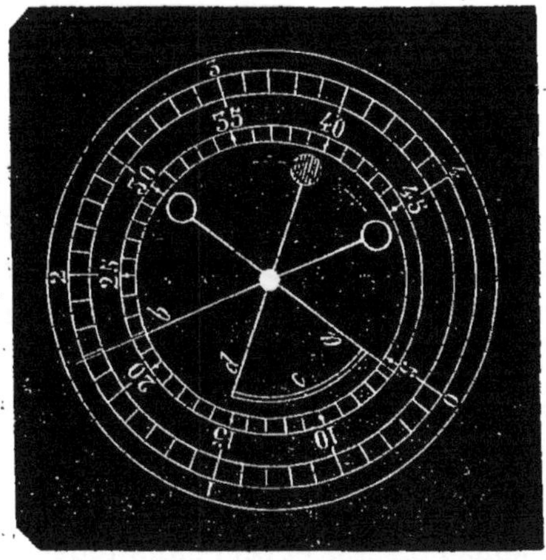

Figure 2.

pareil deux petits ressorts en spirale s fixés à deux boutons t qui sont destinés à faire revenir les cadrans à leur place respective.

Les aiguilles indicatrices ont le même point central, et elles transmettent les mouvements des petites tiges agrandis sur la plaque chiffrée qui est munie de deux divisions concentriques, l'une qui donne les distances qui séparent les tiges, l'autre qui sert à indiquer les pressions. La longueur dont peut se mouvoir b et c, transmise sur le cadran, est celle qui sépare la distance de 0 à 4.

Cette distance est de 4 millimètres, divisés chacun en dix parties.

Piéchaud.   3

Quand on pousse la tige *f h*, l'effort nécessaire pour faire basculer le levier *p* qui repose en *h* sur cette tige, est représenté par un poids de 5 grammes. Pour graduer l'appareil, on l'équilibre sur une balance, les extrémités des tiges reposant sur le plateau; on ajoute 5 grammes dans l'autre plateau, et on presse, jusqu'à ce que l'équilibre se rétablisse.

On applique l'instrument sur la sclérotique. La pression qu'il exerce n'est point douloureuse. Le mode d'application est très-important, si on veut arriver à un résultat exact.

Les trois **petites tiges ou les extrémités en** ivoire sont au même niveau, quand on les applique **sur une** surface plane. Si on appuie, **les deux** aiguilles indicatrices se meuvent et parcourent des distances égales. Quand on applique l'instrument d'un côté, de telle sorte qu'une seule masse en ivoire et celle du milieu touchent à la surface, les deux aiguilles s'écartent, et l'angle qu'elles forment entre elles est d'autant plus grand que l'inclinaison de l'appareil est plus prononcée. **Par conséquent, nous voyons** que si on ne tenait pas compte de cette obliquité, on pourrait arriver à des conclusions fausses, et cela dans tous les cas, quel que soit d'ailleurs le degré d'élasticité des surfaces.

Dans l'application, il est nécessaire de supprimer le poids de l'appareil. La position verticale serait donc très-défavorable. On choisit la partie externe de la sclérotique, et on place l'instrument à quelque distance du bord de la cornée, et de telle sorte que les trois extrémités des tiges se trouvent sur un même méridien horizontal. Le patient est assis, et l'observateur se place à sa droite.

On détermine facilement le rayon de courbure de la cornée et de la sclérotique, les petites tiges n'étant plus au même niveau, pourvu toutefois qu'on ait soin de ne faire aucune dépression. Le rayon de courbure établi, on arrive facilement à déterminer le degré de pression. Pour cela on enfonce l'instrument. Veut-on savoir, par exemple, combien la pression doit être forte, pour déterminer un refoulement d'un quart de millimètre. Alors, on presse peu à peu sur l'œil, jusqu'à ce que l'indicateur en millimètres se trouve sur la première division du cercle qui indique les grammes, et on lit le nombre donné par ce dernier.

Tous ces instruments de mensuration, à part peut-être celui de Monnick, sont incomplets et ne donnent que des résultats incertains. Il faut préférer, à l'exemple de Bowman, l'application de doigts intelligents et exercés. Une pratique répétée donne au toucher une grande sûreté d'appréciation ; et si l'on ne parvient pas à formuler mathématiquement, à chiffrer le degré de pression, comme le veut Bowman, qui a fait en cela une utopie à peu près irréalisable, il n'est pas difficile, néanmoins, d'arriver à une mensuration assez exacte pour se rendre compte même des plus légères variations de pression intra oculaire.

Voici quel est le procédé conseillé et généralement mis en usage : on recommande au malade de fermer doucement les yeux, comme s'il était endormi, car la contracture spasmodique des muscles orbiculaires serait de nature à gêner l'exactitude de la mensuration en déterminant une tension momentanée.

Le pouce et l'index de la main sont appuyés sur la paupière supérieure, légèrement fermée ; le pouce sert à fixer l'œil en appuyant légèrement sur lui, tandis que l'autre doigt apprécie le degré de tension ; tous les deux peuvent d'ailleurs agir de concert.

Pendant qu'une main se trouve appliquée sur un œil, il est bon d'utiliser l'autre main à l'examen du second œil. Les deux premiers doigts de chaque main se trouvant ainsi appliqués sur chaque œil, il est facile, non-seulement d'apprécier le degré de la résistance du bulbe, mais encore de noter la différence de chacun des deux yeux. Et à supposer que la tension de l'un d'eux soit physiologique, on se rendra compte des plus petites variations pathologiques survenues dans le second.

M. Delgado Juto (de Madrid) a bien voulu me communiquer le procédé à l'aide duquel il détermine la tension. Chaque fois qu'il doit examiner un malade, celui-ci étant placé devant lui, il commence par explorer, à l'aide des deux doigts, appliqués suivant les règles, ses yeux, à lui, qui peuvent, jusqu'à un certain point, lui donner la mesure de la tension physiologique. Cela fait, il porte rapidement ses doigts sur l'œil du malade, exerce de légères pressions, revient à son œil pour avoir de nouveau la valeur de la tension normale et reporte encore ses doigts sur l'œil du patient. Trois ou quatre fois alternativement, ses mains vont de l'œil sain à l'œil malade et peuvent apprécier plus exactement l'augmentation ou la diminution de pression.

Cette méthode assez ingénieuse ne peut être appliquée dans la plupart des cas. En effet, la pression normale n'est pas la même chez tous les individus. Plusieurs personnes ayant des yeux, qui peuvent être considérés comme physiologiques, offrent des différences de pression parfois très-sensibles, et c'est surtout par la comparaison entre les degrés de résistance de chaque œil qu'offre une même personne que nous pouvons être autorisés à nous prononcer par rapport à une altération de la tension.

CHAPITRE II.

PRESSION INTRA-OCULAIRE NORMALE. — CAUSES GÉNÉRALES QUI DÉTERMINENT UNE AUGMENTATION DE PRESSION.

La première de toutes les conditions d'une pression normale dans l'intérieur du bulbe est la libre circulation du sang ou des liquides. Mais en même temps il est facile de comprendre que toutes les fois qu'il se produira des phénomènes morbides dans la coque oculaire, que l'intégrité de l'une ou de plusieurs des parties constituantes de l'organe (milieux ou enveloppes) sera troublée, la circulation à son tour pourra subir une perversion ou des altérations pathologiques qui seront capables d'enrayer le travail de nutrition. Partant, l'échange régulier entre la sécrétion et l'absorption interstitielle cessera d'exister, de même que l'équilibre entre les liquides sécrétés et la résistance des parois sera rompu.

Avant d'étudier les altérations de la pression physiologique, je ne puis me dispenser de faire l'anatomie rapide d'une membrane, la choroïde, qui joue un rôle marqué dans les phénomènes de nutrition de l'œil.

La choroïde, membrane vasculo-pigmentaire de l'œil, s'étend depuis l'entrée du nerf optique dans l'œil jusqu'au voisinage de la cornée où elle entre en communication directe avec l'iris. Partagée en deux zones bien distinctes, l'une postérieure (choroïde proprement dite), l'autre antérieure (cercle ciliaire), elle adhère légèrement, d'un côté, par sa face externe, à la sclérotique au moyen d'un tissu cellulaire lâche appelé *lamina fusca*, et, de l'autre côté, par sa face interne lisse et tapissée d'une couche épaisse de pigment, correspond à la rétine avec laquelle elle n'a que des rapports de contiguïté.

Le segment postérieur est constitué par trois couches : le stroma choroïdien et les *vasa vorticosa*, la couche choriocapillaire et la lame élastique pourvue de cellules épithéliales pigmentaires.

Dans le stroma, composé de fibres élastiques minces formant, en s'anastomosant entre elles, une trame cellulaire serrée, on distingue des cellules de différents aspects, incolores, pigmentées, pourvues d'un noyau transparent entouré d'une granulation pigmentaire amorphe.

Plus volumineuses dans le segment postérieur, moins grandes dans le segment antérieur, les cellules ne contiennent pas de pigment chez les albinos ; elles sont claires et n'ont qu'un peu de pigment amorphe chez les personnes blondes, et enfin chez les nègres elles sont entièrement remplies de pigment.

D'après certains anatomistes, Villemin entre autres, le stroma renferme quelques fibres musculaires qui sont la continuation de celles du muscle ciliaire.

Les vaisseaux de la choroïde sont très-nombreux. Les artères sont formées par les *ciliaires courtes postérieures* qui naissent de deux branches en dedans et en dehors du nerf optique et se divisent en seize ou vingt ramuscules, avant de traverser la sclérotique. Les artères, après avoir traversé la sclérotique, cheminent à la surface externe de la choroïde, donnent de petites branches collatérales à la couche chorio-capillaire et s'anastomosent avec les rameaux récurrents des ciliaires longues et des ciliaires courtes antérieures, au niveau de l'*ora serrata*. Entre la région ciliaire et le segment postérieur, très-riches en artères, se trouve un espace où les vaisseaux sont moins nombreux et peu développés.

Plus volumineuses et beaucoup plus nombreuses que les artères, les veines de la choroïde, les *vasa vorticosa* sont remarqnables par leur disposition en tourbillon. Des rameaux, nés du réseau capillaire, se réunissent, au nombre de dix ou douze, en convergeant vers quatre, quelquefois cinq ou six points centraux, situés sur le même cercle parallèle et à égale distance du nerf optique et du bord postérieur de la région ciliaire. De chacun de ces points part le tronc d'une veine ciliaire, qui perfore aussitôt la sclérotique et va concourir à former la veine ophthalmique.

En dedans du stroma la couche chorio-capillaire est constituée par une maille de capillaires fins et serrés qui laissent entre eux de petits intervalles ovalaires.

La lame élastique sépare la choroïde de la rétine. C'est une membrane vitrée, amorphe, une sorte de pellicule mince, recouverte d'épithélium pigmentaire dans toute son étendue. Celui-ci est composé de couches multiples de cellules hexagonales superposées qui renferment un noyan transparent et une grande quantité de grains de pigment. La région *antérieure* ou *ciliaire* de la choroïde répond par sa face externe à la sclérotique et par sa face interne adhère intimement à la zone de Zinn, dont les plis s'engrènent avec ceux qu'elle forme elle-même. Son bord postérieur, finement festonné, porte le nom d'*ora serrata*, et son bord antérieur adhère à la sclérotique et se continue avec l'iris et les procès ciliaires.

La partie postérieure de cette région présente les caractères généraux de la choroïde. On note cependant l'absence de la couche capillaire, qui s'arrête au niveau de l'*ora serrata*, le parallélisme et la direction antéro-postérieure des gros vaisseaux, les ramifications des nerfs ciliaires et de nombreux faisceaux de fibres musculaires lisses qui appartiennent au muscle ciliaire.

La partie antérieure possède deux couches : l'une externe, blanche, le *muscle ciliaire*, l'autre interne, noire et plissée, la couronne ciliaire. Des fibres musculaires lisses, unies entre elles par du tissu conjonctif, concourent à former la première ; les veines provenant des procès ciliaires et de l'iris constituent la seconde.

Le *muscle ciliaire* représente, par sa forme, un triangle rectangle. L'angle antérieur et externe de ce triangle forme l'angle droit ; l'angle postérieur est très-aigu. Le côté antérieur concave donne insertion à l'iris. Le côté externe correspond à la sclérotique, le côté interne aux procès ciliaires. La substance musculaire, formée dans sa portion externe de fibres serrées et parallèles, ne représente plus dans sa partie profonde qu'un réseau à larges mailles qui se dirigent obliquement en arrière vers l'axe du globe oculaire ; les fibres les plus internes sont compactes et transversales.

La plupart de ces fibres sont unies, à l'aide d'un tissu

conjonctif résistant, avec la paroi interne du canal de Schlemm et avec le tissu élastique qui termine la membrane de Demours, au niveau de l'angle antérieur et externe. Les plus superficielles se continuent avec le stroma de la choroïde.

Le tissu conjonctif forme, au milieu de la substance musculaire, des cloisons membraneuses qui sont le point de départ, en dedans, des procès ciliaires, et, sur le bord antérieur, se continuent avec le tissu conjonctif de l'iris.

Ce que l'on nomme *couronne ciliaire* est l'assemblage de plis rayonnés, pourvus d'une couche épaisse de pigment, qui entourent le cristallin. Ces plis, ou procès ciliaires, sont constitués par des plexus vasculaires très-fins que supporte une sorte de canevas formé de faisceaux anastomosés de tissu conjonctif.

Les nerfs ciliaires sont formés par deux faisceaux qui partent des angles antérieurs du ganglion ophthalmique et se divisent en huit à dix filaments nerveux, auxquels s'ajoutent d'autres filets qui proviennent directement du nerf nasal. Tous ces nerfs traversent la sclérotique autour du nerf optique, cheminent entre cette membrane et la choroïde et se distribuent finalement à la choroïde, au muscle ciliaire et à l'iris.

Le rôle physiologique de la choroïde ne se borne pas à absorber l'excès des rayons lumineux qui ont pénétré dans l'œil; son rôle est plus complexe. Cette membrane remplit les fonctions d'un organe sécrétoire et nutritif des milieux réfringents de l'œil. La partie antérieure ou *ciliaire* sert à la production du corps vitré et de l'humeur aqueuse, ainsi qu'à l'absorption des éléments déjà usés ou altérés. D'un autre côté, le cercle ciliaire adhérent à la zone de Zinn concourt à la nutrition du corps vitré. Il se fait constamment dans cette région une sécrétion de liquide nutritif qui passe à travers la zone de Zinn et la membrane hyaloïde, malgré la présence en ce point de la rétine, et sans que les phénomènes d'endosmose et d'exosmose qui ont lieu dans cette région altèrent les fonctions visuelles. On sait, en effet, que la rétine, dans sa portion ciliaire ou périphérique, est dépourvue de fibres optiques, de cellules nerveuses, de bâtonnets et de cônes. Ces éléments ne dépassent pas l'*ora serrata*. Ils sont remplacés par une trame celluleuse qui s'étend sous la couronne ciliaire jusqu'à la circonférence externe de la face postérieure de l'iris.

L'iris a pour destination, d'après les auteurs allemands, de produire les sécrétions. Quand on pratique l'iridectomie dans le glaucome, on parvient à obtenir une diminution de tension ; mais arrête-t-on pour cela la sécrétion ?

Comment un organe qui se contracte et se relâche constamment peut-il servir à la nutrition de l'œil ? Et d'ailleurs, n'est-il pas des cas nombreux où on est obligé de paralyser les fibres du sphincter de l'iris, de dilater la pupille pendant des mois consécutifs, une année souvent ? Malgré tout, l'humeur aqueuse ne fait pas défaut, elle continue à se produire. En outre, comment expliquer ce qui se passe dans les yeux où il y a iridérémie, absence congénitale de l'iris ? Voit-on la sécrétion se suspendre, s'altérer ?

La partie de la choroïde comprise entre la chambre antérieure et quelques millimètres plus loin en arrière renferme le cercle ciliaire. C'est dans cet organe qu'il faudrait chercher le point de départ des phénomènes de nutrition de l'œil. Les faits pathologiques ne semblent-ils pas donner raison à cette hypothèse ? Quand, par suite d'inflammation, des dépôts plastiques se forment dans le champ de la pupille, que l'iris contracte des adhérences avec la face antérieure du cristallin, que la communication se trouve totalement interrompue entre l'humeur aqueuse et les autres milieux réfringents, ne voyons-nous pas l'iris, bombé en avant, proéminer dans la chambre antérieure ? Cela ne nous donne-t-il pas à penser que l'organe sécréteur se trouve en arrière et qu'il a accumulé les sécrétions au pourtour des synéchies? A moins d'admettre que la partie postérieure seule de la membrane irienne ait des fonctions sécrétoires, il faut bien faire intervenir l'action d'un autre organe.

Dans quelles maladies existe-t-il une plus grande hypersécrétion que dans le glaucome? Pourtant, dans le glaucome, la pupille se dilate considérablement ; l'iris ne se présente que sous la forme d'un limbe étroit, et cet organe prétendu sécréteur est souvent atrophié. Si l'on n'admettait pas que le cercle ciliaire joue le rôle essentiel dans la production des liquides, de l'humeur aqueuse en particulier, quel serait le facteur qu'il faudrait invoquer?

Je ne veux pas dire que l'iris n'entre pour rien dans les phénomènes endosmo-exosmotiques dont l'œil est le siége. Une membrane aussi riche en vaisseaux et pourvue d'un aussi grand nombre de rameaux nerveux ne peut rester complétement inactive, n'avoir qu'un rôle passif dans l'échange continuel des liquides qui se fait dans l'intérieur du bulbe. Lorsqu'une membrane fibreuse et formée d'un tissu dense et serré comme la cornée est le siége d'une absorption active, et se laisse traverser facilement par les liquides, on ne saurait admettre que l'iris constitué par un tissu vasculaire soit impropre à l'accomplissement des mêmes faits.

A ne considérer que la structure intime de cette membrane, la plupart des auteurs, se fondant sur l'analogie, étaient autorisés à lui attribuer des fonctions sécrétoires. Si les faits pathologiques infirment leur théorie et donnent un appui aux idées que j'ai formulées, je ne pense pas qu'on doive se rattacher à une opinion trop exclusive. L'iris n'est pas doué de propriétés véritablement sécrétantes, mais il donne lieu à des phénomènes d'exhalation qui peuvent jouer un rôle efficace dans quelques conditions morbides. Par exemple, dans les iritis, où il n'y a aucune complication du côté du cercle ciliaire, ne voit-on pas la membrane irienne devenir le siége d'une hypersécrétion séreuse ou amener des dépôts plastiques, et ne note-t-on pas fréquemment une augmentation de tension du bulbe ? Mais, dans le cas de synéchies postérieures totales, où la projection de l'iris en avant accuse une accumulation de liquide en arrière de la membrane, c'est donc l'iris qui a amené cette hypersécrétion. La disposition que je signale n'est pas, comme on pourrait le penser, le résultat d'une hypersécrétion produite par la membrane elle-même, car il faudrait supposer que la surface postérieure seule de l'iris a sécrété et que la surface antérieure est restée inactive, ce qui ne peut pas être, évidemment, car la face postérieure est, la plupart du temps, le siége d'altérations morbides ou de dépôts plastiques qui l'empêcheraient de fonctionner. On ne peut pas admettre non plus que les deux surfaces ont agi de concert, car alors, au lieu d'une rupture d'équilibre, se traduisant par la projection de l'iris en avant, il y aurait balancement réciproque entre les forces ; la membrane irienne conserverait sa position normale.

Que l'iris joue un rôle dans la nutrition de l'œil, que les nombreuses ramifications vasculaires qui le constituent donnent lieu à des phénomènes de transsudation, cela n'est pas douteux ; que dans la thérapeutique de certaines affections oculaires, l'iridectomie intervienne à titre d'agent antiphlogistique ou comme un modificateur de la circulation et de la pression intra-oculaire, sans que les nombreuses explications qu'on a données soient parvenues à démontrer le sens et le pourquoi de son action, c'est encore là un fait trop bien établi par l'expérience pour être contesté. Mais que l'iris préside aux sécrétions de l'œil, qu'il soit l'organe essentiel de nutrition des milieux transparents, doit-on l'admettre ; cette hypothèse n'est-elle pas en contradiction avec la plupart des données pathologiques ?

La libre circulation du sang dans l'œil, l'intégrité des membranes et celle des vaisseaux qui les parcourent, sont sous la dépendance de l'intégrité de l'appareil circulatoire.

M. Larrieu a exposé dans un excellent travail sur les hémorrhagies rétiniennes, que le sang est soumis à une double classe d'altérations : l'*altération mécanique*, c'est-à-dire celle qui résulte d'une déviation ou d'une interruption dans le cours de la circulation : l'*altération d'ordre chimique* qui entraîne une modification du liquide sanguin dont la structure intime est altérée.

Dans les altérations d'ordre mécanique, il faut noter non-seulement l'augmentation de la tension artérielle, produite par une exagération de la quantité de liquide, résultat elle-même d'un excès de la force d'impulsion du cœur, mais encore les phénomènes qui proviennent des entraves apportées à la circulation de retour, embolies, tumeurs siégeant en dedans ou en dehors de l'orbite, lésions vasculaires du cœur, suspension passagère de l'aspiration thoracique par des efforts prolongés ou trop souvent répétés.

Parmi les lésions chimiques, celles qui s'observent dans les cours des fièvres graves et qui sont caractérisées par une diminution de la quantité de fibrine, et un défaut de plasticité du sang, quoique moins importantes que les altérations mécaniques, au point de vue de cette étude, sont pourtant de nature à provoquer l'éclosion de phénomènes analogues.

Il n'est presque point de maladies de l'organe visuel qui ne puissent être le point de départ du glaucome consécutif ; je me propose de signaler celles dont l'influence est la plus marquée. Mais je dois mentionner quelques causes générales qui les développent : les congestions et les stases.

Les congestions se rencontrent dans deux conditions tout à fait différentes : ou bien il y a fluxion par exagération de la pression, ou bien il y a fluxion par diminution de la résistance locale.

Dans le premier cas, l'exagération de pression ne peut

venir que du cœur ; elle se montre, par exemple, dans l'hypertrophie non compensatrice ; la résistance des parois artérielles se trouve alors dans un état de faiblesse relative
vis-à-vis de l'énergie plus grande des battements cardiaques ou de la force d'impulsion du cœur ; mais cette dernière est ordinairement insuffisante pour se transmettre à
tout l'arbre artériel, elle se perd avant d'arriver aux capillaires ou aux dernières ramifications artérielles.

Cependant il y aura des pressions partielles.

Toutes les fois qu'un obstacle est opposé à la colonne
liquide dans un point d'une artère, il se manifeste une
augmentation de pression dans les branches voisines. En
même temps donc qu'il y aura des pressions partielles, il
se fera des fluxions collatérales. Ces fluxions collatérales
qui ont lieu dans les inflammations où les vaisseaux sont
comprimés, étranglés, quand elles sont assez intenses, provoquent une issue abondante de sérosité.

Dans le deuxième cas, la fluxion par défaut de résistance
locale est produite non plus par une faiblesse relative,
mais par une diminution absolue de la résistance de la
paroi vasculaire, comme cela arrive dans la paralysie directe des nerfs vaso-moteurs.

Voilà pour les fluxions ou congestions actives qui sont
toujours sous la dépendance de l'activité fonctionnelle ou
pathologique du centre circulatoire.

Ce qui constitue la stase ou la congestion passive appartient aussi à deux ordres de causes, mais absolument inverses, ou bien à une augmentation de la pression, ou bien
à une diminution de la résistance. A une diminution de
pression ? Dans les cas de dégénérescence athéromateuse
des parois artérielles. Celles-ci ne se comprimant plus, il y
a stase. A une augmentation de la résistance ? Une cause
joue un rôle important, c'est la pesanteur ; elle ne peut être
invoquée ici. Mais il est une autre cause qui n'est pas
moins importante, c'est la compression, et son rôle est

marqué dans les stases veineuses du globe oculaire. Ainsi, lorsqu'une tumeur sera située sur le trajet d'un tronc veineux, il se produira une fluxion dans la veine afférente; à la suite de la fluxion, une issue plus ou moins considérable de sérosité.

La circulation de l'œil est, on le voit, soumise à l'intégrité de l'organe central et des tuniques artérielles et veineuses, à une pression uniforme des colonnes sanguines d'aller et de retour; mais elle ne dépend pas moins de l'intégrité des enveloppes et des milieux de l'œil (1). L'équilibre est nécessaire entre la force qui agit et celle qui réagit. D'une part, c'est l'élasticité de la coque oculaire qui exerce une pression concentrique sur les milieux; d'autre part, ce sont les milieux qui offrent une résistance excentrique à cette pression.

Ces deux forces doivent se contrebalancer. Lorsqu'elles ne se contrebalancent pas réciproquement, l'équilibre est rompu.

Si les membranes extérieures de l'œil, pour une cause quelconque, subissent un mouvement de retrait, perdent une partie de leur élasticité, si les organes internes à leur tour deviennent le siége d'une hypersécrétion anormale, dans l'un et l'autre cas, on observe des phénomènes de compression se manifestant de dehors en dedans dans le premier cas, agissant de dedans en dehors dans l'autre, mais entraînant néanmoins dans les deux conditions les mêmes résultats.

Je touche là à deux théories qui ont été soutenues par deux hommes également considérables; il me paraît nécessaire de les développer.

L'une d'elles appartient à M. Cusco. Formulée à une époque où s'agitaient les premières questions soulevées par la découverte de l'ophthalmoscope, appuyée sur les recherches

(1) Jæger, glaucome.

anatomiques qui vinrent compléter les études faites sur le vivant, elle compte aujourd'hui encore un grand nombre de partisans.

De même que tous les tissus, la sclérotique peut s'enflammer. Membrane essentiellement fibreuse, elle n'échappe pas plus que tous les autres tissus de l'économie aux phlegmasies que ces derniers sont susceptibles de subir, surtout à un âge avancé ; la preuve en est dans une fréquence relative du glaucome à une certaine période de la vie, chez les individus qui ont eu des attaques de rhumatisme ou de goutte. Le nom d'*inflammation rétractive* (1), donné au travail morbide qui s'accomplit dans ces tissus, sert à désigner la physionomie particulière qu'il présente dans son évolution et sa marche. Ce n'est pas dans des lésions matérielles bien appréciables que consiste d'abord l'altération; l'épaississement ne survient que plus tard ; on ne trouve au début nulle trace de produits plastiques épanchés ; les seuls signes qu'on observe primitivement, c'est une perte d'élasticité, partant une diminution de l'extensibilité propre au tissu, et bientôt après une rétraction de la partie malade.

Identiquement, ce qui se passe dans les ligaments ou les surfaces fibreuses des articulations, a lieu dans la membrane de la coque de l'œil. La rétraction, conséquence directe du travail inflammatoire, amène forcément une diminution de la capacité de l'œil. Celle-ci entraîne nécessairement une augmentation de la résistance des milieux, un excès de tension.

D'après cette théorie, l'excavation qu'on observe dans le glaucome ne serait point due à un enfoncement réel de la papille optique, à une dépression que fait subir au nerf la pression excentrique des milieux ; il n'y aurait plus qu'un simple changement de rapports entre la papille et la por-

(1) Gerdy, de la rétraction des tissus albuginés. Bulletin de l'Académie de médecine, 1844.

tion de la sclérotique qui vient l'enchâsser à son point d'émergence. En effet, dans la période ultime de la maladie, les produits plastiques qui se déposent dans le tissu sclérotical augmentent l'épaisseur de cette membrane, de telle façon qu'elle bombe à l'intérieur du bulbe et que son anneau se présente sous forme de bourrelet ; le recul de la papille n'est donc qu'apparent, l'excavation n'est que relative.

Voici quels sont les faits d'anatomie pathologique sur lesquels le D' Pamard base l'opinion de M. Cusco : « Le diamètre antéro-postérieur de l'œil chez le vieillard, est constamment diminué ; dans le glaucome, à une période avancée, tous les diamètres sont rétrécis, le globe oculaire est ratatiné. Mais, après qu'on l'a retiré de l'orbite, il présente encore une dureté anormale. La sclérotique, d'un aspect blanc crayeux, présente à sa surface quelques vaisseaux dilatés. Si on pratique la section de cette membrane à sa région équatoriale, on remarque d'abord qu'au lieu de s'affaisser, comme cela arrive normalement, elle conserve à peu près entièrement sa forme globuleuse ; et si l'on pousse plus loin l'examen, on constate une augmentation dans son épaisseur. Doit-on considérer ce changement dans l'état de la sclérotique comme étant dû simplement au progrès de l'âge, ou à une disposition individuelle ? Je crois que cette explication n'est pas suffisante et qu'il faut en chercher une autre. Quand la sclérotique s'enflamme, on voit, à une époque plus ou moins rapprochée de son début, survenir une augmentation de son épaisseur, qui est due à la formation d'exsudats dans son blastème, question très-bien étudiée, au point de vue microscopique, par J. Pilz (1), qui a reconnu que les exsudats dus à l'inflammation de la sclérotique, pouvaient siéger soit à la surface libre de la membrane fibreuse, soit entre les éléments de

(1) De l'inflammation de la sclérotique, 1852.

son tissu, soit dans l'intérieur de ses éléments histologiques....

« La partie postérieure de la fibreuse oculaire est celle qui a normalement la plus grande épaisseur ; c'est celle aussi qui dans le glaucome présente l'épaississement le plus considérable. Par suite de cette augmentation d'épaisseur, la sclérotique qui forme un anneau complet autour du nerf optique à son point d'émergence, vient peu à peu faire relief au-dessus de la substance nerveuse, sur la circonférence de laquelle elle semble même empiéter quelquefois. C'est elle que nous apercevons sous la forme d'un anneau blanchâtre environnant plus ou moins complétement la papille et donnant constamment la sensation de relief ; c'est son épaississement qui amène la déformation papillaire en forme de cupule, que l'on trouve dans le glaucome. Il me semble, en effet, assez difficile d'expliquer ce dernier signe, comme plusieurs auteurs, par un refoulement qu'aurait éprouvé la substance nerveuse, par suite de l'augmentation de la pression intra-oculaire. Et cela pour plusieurs raisons : d'abord parce qu'il n'existe pas entre la marche des deux ordres de phénomènes, dont les uns seraient la cause et les autres l'effet, une relation appréciable ; on peut au contraire noter entre eux une indépendance complète. Ensuite, il faudrait admettre que les fibres du nerf optique peuvent supporter sans s'atrophier une espèce de tassement ; et cela paraît difficile à admettre, quand on songe à la présence de la *lamina cribrosa*, membrane fibreuse et résistante, située peu en arrière du point où le nerf vient s'épanouir.

« Il y a atrophie nerveuse dans une période avancée de la maladie, mais la simple observation des faits vient démontrer que sa marche n'est nullement en rapport avec la déformation. »

Tels sont les opinions et les faits qui ont servi de base à la théorie ingénieuse de M. Cusco.

M. de Wecker, qui a vu, pour ainsi dire, éclore cette théorie à l'hospice de la Salpêtrière en 1857, ne partage point ces idées, il les partage si peu qu'il ne prend pas la peine de les discuter.

Aussi, est-ce avec un esprit très-dégagé et en des termes familiers qu'il renverse d'un seul coup l'édifice construit par l'habile chirurgien. « Dans ces derniers temps, dit-il, l'attention s'est particulièrement portée sur l'état de la sclérotique qu'on croyait être pour beaucoup dans le développement des phénomènes glaucomateux. Ainsi M. Cusco veut avoir trouvé dans l'épaisseur de cette membrane une augmentation qui aurait pour résultat de changer les rapports normaux de la sclérotique et du nerf optique. Selon cet auteur, l'inflammation de la sclérotique serait le point de départ du glaucome, et il faudrait chercher dans la rétraction et l'épaississement de son tissu la cause mécanique de tous les symptômes de la compresion intra-oculaire, en particulier de l'excavation de la papille. Ces assertions, il faut en convenir, ne reposent sur *aucune* observation anatomique précise, où soient consignées les variations d'épaisseur de la sclérotique, surtout au pourtour du nerf, à l'état normal et à l'état pathologique. »

Nous aurions su gré à M. de Wecker qui, à l'époque où cette théorie fut émise, suivait assidûment les séances de la Salpêtrière, s'il nous avait indiqué le point défectueux par où péchaient les observations et les recherches anatomiques.

Dans la théorie imaginée par de Graefe, la pression se développe d'une autre façon, et les membranes ne font plus que jouer un rôle purement passif. Que si on dirige son examen du côté des altérations de la choroïde, dans l'immense majorité des cas, on trouvera les causes de l'hypersécrétion : « Je soutiens mon opinion que la source d'une augmentation de pression est à chercher dans une hypersécrétion de liquide dans cette membrane. »

D'une lésion de la choroïde découlent toutes les conséquences pathologiques. La lésion engendrant l'hypersécrétion, celle-ci s'épanchant dans les milieux de l'œil, et ces
derniers, renforcés par un excès de liquide, agissant à leur
tour par une pression excentrique sur les enveloppes.

Mais quelle est la lésion, cause principale de l'hypersécrétion? Est-ce l'inflammation choroïdienne exsudative?
Nous avons vu que les dépôts qui la caractérisent habituellement ne se rencontrent que rarement, à moins que ce
ne soit à titre de phénomènes ultimes dans les affections
glaucomateuses. Est-ce une choroïdite spéciale? De Graefe
pense qu'on doit s'arrêter à cette dernière hypothèse. Il y a
une inflammation, mais une inflammation qui se rencontre
à des degrés divers, qui offre des caractères particuliers,
peu tranchés, et dont le résultat essentiel, primitif, est l'hypersécrétion de sérosité. « C'est une choroïdite, ou, si l'on
veut, une irido-choroïdite avec inflammation diffuse du
corps vitré et de l'humeur aqueuse, qui, les faisant augmenter de volume, augmente rapidement la pression intra-
oculaire, comprime la rétine, et détermine toute la série
des phénomènes consécutifs. »

Partant de deux points opposés, les théories aboutissent
aux mêmes conclusions cliniques. Que d'un côté, en pre-
nant pour point de départ la rétraction, l'épaississement du
tissu sclérotical, les milieux de l'œil n'éprouvant pas de
changement anormal dans leur volume; que d'un autre,
en invoquant la lésion originelle de l'iris et de la choroïde,
accusée par la simple hypersécrétion et l'augmentation du
contenu de la capacité oculaire, n'arrive-t-on pas à un rapprochement? Et, dans la théorie de M. Cusco, comme dans
celle de Graefe, n'y a-t-il pas en réalité un agent com-
presseur et un agent comprimé? Si la sclérotique se bour-
soufle et se rétracte, les milieux de l'œil agissent toujours
en raison inverse de la pression qu'ils supportent; les
organes interposés entre la force qui vient du dehors et

celle qui vient de l'intérieur, la rétine , la choroïde, ne sont-ils pas soumis à un degré de compression qui varie avec l'intensité du mal ? Si les produits liquides épanchés augmentent la distension du globe oculaire sans que la structure de la sclérotique soit en rien altérée, il arrivera néanmoins un moment où l'élasticité de celle-ci étant épuisée, il ne restera en présence que deux forces antagonistes, l'une venant de la résistance passive de la membrane elle-même, l'autre venant du liquide comprimé dont les effets porteront sur les membranes intermédiaires.

Influence de l'innervation. — L'augmentation de pression étant susceptible de se produire en dehors de tout travail inflammatoire bien appréciable, il a fallu chercher à ce phénomène une autre origine. Les uns ont voulu attribuer à l'action des muscles situés dans l'épaisseur de l'œil une influence prépondérante, en se basant sur les dépressions que l'on remarque à la surface de l'organe, toutes les fois qu'il y a atrophie. Arlt a soutenu que l'œil, pendant le sommeil, accuse une diminution sensible de pression, qui est due au relâchement des fibres musculaires. D'autres ont trouvé dans une modification spéciale des nerfs la cause directe de tous ces phénomènes. Malgré les nombreuses et savantes recherches, il faut dire que la question est loin d'être élucidée.

Je vais passer en revue quelques-unes des théories les plus accréditées dans la science.

L'une d'elles, qui attribue un rôle considérable à l'action du grand sympathique et des nerfs vaso-moteurs, est née de l'expérimentation. La section du grand sympathique au cou, déterminant la paralysie des vaso-moteurs, et amenant par le fait une dilatation des vaisseaux de l'œil, Wœgner a observé presque constamment une diminution sensible de la pression. La pression ne peut diminuer qu'autant que la sécrétion baisse. Si celle-ci est moindre qu'à l'état normal, c'est que la pression de la colonne sanguine dans les artères paralysées et distendues a perdu de son énergie. Donc, la pression intra-oculaire est sous l'influence directe de la circulation, qui elle même dépend de l'intégrité des nerfs vaso-moteurs.

La paralysie du grand sympathique amoindrissant la pression, ne devait-on pas conclure logiquement qu'une irritation de ce nerf provoquait une augmentation. Et, en effet, les recherches expérimentales faites par Claude Bernard ont démontré, qu'en excitant les fibres du grand sympathique, on provoque avec la contraction des tuniques artérielles une hypersécrétion des liquides de l'œil, conséquence d'une augmentation de pression de la colonne sanguine. De là à admettre que le glaucome, dont le signe essentiel, pathognomonique, est l'excès de distension du bulbe par les liquides accumulés, puise son origine dans une lésion des nerfs sécréteurs, il n'y avait qu'un pas à faire. Aussi Donders a-t-il formulé une théorie qui peut se résumer dans les termes suivants :

Pour lui la névrose des nerfs sécréteurs de l'œil est la source de tous les phénomènes glaucomateux, et cette névrose, qui produit l'augmentation de tension du bulbe est entretenue par cette tension même, et aggravée par les tiraillements incessants de l'iris.

On peut observer, et on observe dans le glaucome simple, une dureté et une tension excessive du globe oculaire, sans qu'il y ait pour cela les plus petites traces d'inflammation ; que peut-on admettre, sinon l'action du système nerveux ? il faut bien l'invoquer ; ou trouver en dehors d'elle l'explication des phénomènes morbides ?

Mais, d'après Donders, l'iris agit également par action réflexe sur les nerfs sécréteurs de l'œil. Les tiraillements que subit l'iris dans les ectasies de la cornée avec adhérences du bord papillaire, toutes les blessures ou irritations mécaniques de cet organe produisent infailliblement une hypersécrétion et une augmentation de tension, causes fréquentes u glaucome secondaire. Toujours, d'après le savant observateur, s'il faut considérer le glaucome comme une irritation primitive des nerfs sécréteurs de l'œil, il n'est pas moins vrai que la pression augmentée du corps vitré peut ne l'être que légèrement et ne déterminer qu'une très-faible propulsion du cristallin et de l'iris en avant; mais, si peu considérable que soit cette propulsion, il y a néanmoins déplacement de l'iris par pression d'arrière en avant, et le tiraillement de cet organe réagit sur les nerfs sécréteurs, qui, irrités de nouveau, déterminent une nouvelle hypersécrétion, qui, à son tour, augmente les tiraillements de l'iris. La cause devient effet, et celui-ci devient cause. Donders explique par là le défaut de curabilité spontanée du glaucome, et le moyen employé pour le guérir, l'iridectomie, n'agit, selon lui, qu'en rompant cet enchaînement de cause à effet.

Cette théorie, que M. de Wecker a acceptée, est confirmée en partie par les remarquables travaux de Grunhagen et de Hippel.

D'après ces auteurs, la tension du bulbe étant sous la dépendance directe de la pression de la colonne sanguine, toutes les causes qui apportent un obstacle à la circulation de retour sont capables de la modifier. Ainsi, la gêne qu'éprouve le sang veineux à la sortie de l'œil par les *vasa vorticosa* produira presque toujours une augmentation de la sécrétion normale, un excès de pression intra-bulbaire. Les mêmes auteurs ont infirmé les conclusions de Wegner par rapport à l'influence prédominante du grand sympathique. Ce nerf n'agirait, d'après leurs données expérimentales, qu'indirectement par les fibres musculaires lisses de l'orbite, dont la contraction empêcherait le retour du sang veineux.

Si les filets nerveux du moteur oculaire commun augmentent la pression, ce n'est que passagèrement et indirectement en contractant les muscles droits supérieurs, inférieurs et internes, et en agissant sur les fibres des muscles intrinsèques, l'iris, le muscle ciliaire. Ce n'est pas, à proprement parler, le grand sympathique dont l'irritation amène une augmentation de tension, comme il résulte des déductions de la théorie de Wegner, c'est le nerf de la cinquième paire, le trijumeau, qui joue le rôle important. Quand on irrite ce nerf à son origine, la tension est excessive, et l'œil devient extrêmement dur. Si, au contraire, on l'irrite à sa périphérie, en faisant, par exemple, des instillations de nicotine, la dureté est beaucoup moins considérable.

En résumé, c'est la dilatation active des vaisseaux amenant une augmentation directe de sécrétion, qui produit l'excès de tension. Et c'est aux filets nerveux de la cinquième paire qu'il faudrait attribuer la plus large part dans cette dilatation vasculaire. Le trijumeau serait un nerf de sécrétion spécial, indépendant du grand sympathique, qui viendrait activer la transsudation à travers les parois des vaisseaux. Et, d'ailleurs, les faits pathologiques ne viennent-ils pas en quelque sorte corroborer cette opinion ? Les névralgies de la cinquième paire ont donné lieu quelquefois à l'explosion de glaucomes ; souvent même on voit le glaucome secondaire se développer à la suite d'irritations des nerfs oculaires, et on est bien forcé d'admettre que tous ces symptômes d'hypersécrétion qui se rencontrent dans quelques affections, comme les ectasies de la cornée, les synéchies antérieures ou les luxations du cristallin, puisent leur origine dans une irritation de ces nerfs.

Adamuk (de Kasan) pose en principe que toute exagération de la pression diminue le calibre des artères, et surtout celui des veines ; et il se demande alors comment il faut expliquer la dilatation considérable de ces dernières, la tension anormale qu'on observe dans le glaucome, avec les autres signes concomitants, la dureté du globe en particulier.

D'après cette théorie nouvelle, l'exagération de pression ne serait donc plus le fait essentiel du glaucome. Nous allons voir comment Adamuk explique son opinion.

L'œil glaucomateux présente à l'ophthalmoscope une dilatation et même des varicosités des veines, et la cause de cet état pathologique a été rattachée à tous les tissus, aux muscles, au nerf optique, à la sclérotique, au corps vitré, au cristallin, à la choroïde, aux nerfs du voisinage, etc., aux vices rhumatismal et arthritique, à toutes les altérations, en un mot, quipeuvent survenir primitivement ou secondairement dans ces organes. Si, dans la plupart des cas, l'excavation, la déviation des vaisseaux, le rétrécissement des artères et la dilatation des veines sont considérés par le plus grand nombre des ophthalmologistes, par de Graefe et Donders, comme des lésions glaucomateuses engendrées par un excès de pression, si la pression est le phénomène saillant, pathognomonique, du glaucome, comment comprendre que cette pression existe dans les affections non glaucomateuses ? Et dans le glaucome lui-même, comment peut-on expliquer la dilatation des veines ? Où se trouve la source de cette tension qu'on observe ?

Adamuk prétend que l'explication de ces phénomènes doit être cherchée dans les altérations de la circulation extérieure. Et d'abord il existe, dit-il, un contraste frappant entre la dépression des artères et la réplétion des veines de la rétine. Cette distribution inégale du sang est en contradiction avec les principes connus : que toute augmentation de pression devrait diminuer le volume de tous les vaisseaux, des veines en particulier. Donc la tension augmentée n'est pas la cause du glaucome. Bien au contraire, c'est *l'exagération de pression qui est l'effet de cette distribution particulière du sang.*

Quels sont les faits à l'appui de cette théorie ?

Si l'on irrite, chez un animal empoisonné par le curare,

les filets nerveux du grand sympathique à la hauteur des
deux vertèbres cervicales inférieures, comme dans le glaucome, on observe aussitôt la dilatation des veines et le rétrécissement des artères. Pas le moindre accroissement de
pression interne accusé au manomètre. Une minute après,
la tension est augmentée; elle résulte de la gêne de la circulation veineuse.

A l'examen d'un œil glaucomateux, les veines sont dila-
tées jusqu'à la sortie du globe; elles sont rétrécies en dehors. En ce qui concerne les *vasa vorticosa*, la cause de
leur rétrécissement peut se trouver dans leur parcours à
travers la sclérotique. Cependant, Adamuk a rencontré,
chez un homme qui venait de succomber, les veines non
rétrécies dans un cas où la pression était considérablement
augmentée. Le rétrécissement des *vasa vorticosa* est à
chercher, d'après le même auteur, dans une perte d'élasticité de la sclérotique. Cette perte d'élasticité, cette propulsion d'une membrane résistante, observées si souvent
dans les endroits où elle est très-compacte, se produiront
bien mieux dans les points où elle est relativement faible.
La cause de cette perte d'élasticité, c'est une inflammation
chronique de la choroïde s'étendant ultérieurement à la
sclérotique. Qu'il y ait choroïdite chronique d'abord, si la
pression vient à augmenter par iritis aiguë ou cyclite, la
perte d'élasticité de la sclérotique qui en est la conséquence
devient un obstacle à la circulation veineuse. Ainsi s'explique le glaucome fondroyant, pour lequel, le plus souvent, on n'a pas tenu compte des douleurs antérieures.

Une fois la pression augmentée, le retour à l'état normal
ne peut s'effectuer, car plus elle s'accroît, plus la gêne de
la circulation augmente, et réciproquement. D'où la nécessité de la paracentèse ou de l'iridectomie, qui rendra à la
sclérotique ses fonctions normales, si les altérations ne
sont pas de date trop ancienne, ou trop avancées.

La gêne de la circulation veineuse ne dépend pas seulement de la perte d'élasticité ; elle peut dépendre aussi de l'épaississement morbide de la sclérotique, inséparable lui-même de la perte d'élasticité. Les opinions de Cusco et de Coccius se fondent sur des états pathologiques réels de cette membrane.

Pour Adamuk, d'ailleurs, comme pour la plupart des physiologistes et des expérimentateurs, il y a une dépendance absolue de la pression intra-oculaire vis-à-vis de la pression artérielle.

Quand on produit la dyspnée chez un animal curarisé, en cessant la respiration artificielle, on observe une sensible augmentation de la pression intra-oculaire, pouvant atteindre un degré double de celui qu'elle avait avant l'expérience. Pendant la dyspnée, la tunique musculaire des vaisseaux se contracte, de vives contractions intestinales ont lieu ; il n'est pas rare d'observer des émissions d'urine, l'iris se rétrécit notablement, et enfin la plupart des muscles subissent une irritation consécutive qui n'est pas sans une influence marquée sur la pression dans l'intérieur de l'œil. L'augmentation de celle-ci, dans la dyspnée, est manifestement occasionnée par l'élévation de la pression sanguine. La dyspnée agit sur tout le système vaso-moteur ; aussi la tonicité des fibres musculaires des artères augmente-t-elle aussi bien dans les vaisseaux intra-oculaires que dans le reste de l'économie, et la relation exacte qui existe entre les oscillations de la pression intra-oculaire et celles de la pression artérielle n'est pas détruite, lorsqu'au lieu de la dyspnée, agissant sur la circulation générale et locale, on fait intervenir des causes purement mécaniques.

En regard des expériences de Wegner, et des résultats obtenus par Hippel et Grunhagen, il n'est pas sans intérêt, je crois, de placer les conclusions portées par Adamuk lui-même, dans un travail récent sur l'influence du grand sympathique et du trijumeau.

Quand on irrite le grand sympathique au cou, on observe

bientôt après l'augmentation de la pression artérielle, ainsi que celle de la pression intra-oculaire. Pendant l'irritation de ce nerf, deux forces antagonistes sont en présence : l'une qui modère la pression, c'est l'augmentation de tonicité des artères, l'autre qui augmente la tension intra-oculaire, c'est la pression de la colonne sanguine.

Pour lui la pression intra-oculaire et la pression artérielle ne peuvent être isolées ; l'une commande l'autre, à la vérité, mais toutes deux sont des résultats directs de l'irritation du grand sympathique.

Ce parallélisme entre les altérations de l'une et de l'autre pression se montre bien plus nettement quand on agit sur le nerf de la cinquième paire, dans la cavité crânienne. Une irritation isolée du trijumeau est ordinairement impossible, malgré les dissections les plus minutieuses. Mais que ce nerf ne soit pas excité tout seul, peu importe, pourvu qu'il le soit sûrement, d'une façon ou de l'autre. Quand on l'excite donc, la pression de l'œil augmente aussi bien que la pression artérielle et à un degré plus haut que dans l'irritation du grand sympathique. Adamuk notait avec soin les moindres oscillations à l'aide de son manomètre.

L'augmentation de pression, qui se produit presque instantanément dans un œil non lésé est sujette à des modifications dans un œil dont la cornée a été perforée pour donner issue à l'humeur aqueuse. En effet, la colonne mercurielle du manomètre qui pénètre dans la chambre antérieure ne peut monter qu'autant que les liquides sont chassés hors de l'œil. Ce résultat est tout d'abord obtenu par la dilatation des vaisseaux de l'œil et l'exhalation séreuse qui n'ont pas lieu dans un œil intact. Mais les vaisseaux opposant bientôt un obstacle à une dilatation plus grande de leurs tuniques, le mercure cesse de s'élever dans le tube. Or, si à la fin de l'irritation portée sur le nerf, la pression artérielle revient à son état normal, il ne peut en être de même de la pression intra-oculaire ; car l'humeur aqueuse, ayant augmenté de quantité, ne peut, encore, malgré le collapsus des vaisseaux, trouver place dans l'intérieur de l'œil. D'où cette erreur, que l'excitation du trijumeau, en même temps qu'elle augmente la quantité de l'humeur aqueuse, détermine une pression qui survit longtemps à l'excitation.

Grünhagen a prétendu que le trijumeau amène un excès de pression intra-oculaire par action réflexe, quand on irrite chimiquement la cornée. Le fait existe, il est vrai ; l'interprétation exacte seule a manqué. La pression intra-oculaire augmente lorsque, par exemple, on produit une irritation de la cornée au moyen de l'ammoniaque, mais cette pression marche de pair avec le phénomène de la pression artérielle dans le bout périphérique, et elle a lieu aussi bien dans l'œil droit que dans l'œil gauche, que l'irritation ait été portée sur l'un des organes ou sur tous les deux à la fois.

Grünhagen et Hippel sont loin d'ailleurs de ne pas reconnaître l'action produite par la pression sanguine. Ils ont remarqué qu'en comprimant l'aorte abdominale chez un animal curarisé ou en cessant la respiration artificielle, ou obtenait une augmentation de la pression sanguine de l'œil et conséquemment un excès de la tension intra-oculaire. Ces expérimentateurs ont électrisé l'origine du trijumeau dans la moelle allongée, en y plaçant deux aiguilles. La pression s'est élevée instantanément à un degré considérable, accusé par de fortes pulsations au manomètre ; en même temps les carotides étaient gonflées, saillantes, et l'œil paraissait dur comme une bille de marbre. Si on interrompait le courant, la pression cessait ; si on électrisait de nouveau, augmentation rapide de pression. Et cette expérience réussissait même après l'iridectomie, les instillations d'atropine, ou la section du grand sympathique. La pression paraissait dépendre de la dilatation des vaisseaux choroïdiens et d'une transsudation anomale à travers leurs parois. Les auteurs n'ont point noté de changement appréciable de pression, en électrisant la moelle entre l'occiput et la troisième vertèbre, mais l'augmentation a toujours été très-forte, quand ils ont excité le nerf de la troisième paire dans l'intérieur du crâne. Pour eux, le glaucome résulterait de deux causes : d'une maladie de la tunique vasculaire et de ses vaisseaux ou d'une excitation des nerfs de sécrétion, et par suite d'un trouble de la circulation qui en serait la cause la plus fréquente et la plus puissante.

Que n'a-t-on pas dit sur la pression intra-oculaire ? Que n'a-t-on pas imaginé pour expliquer le développement, la cause de ce processus morbide ?

Au milieu de toutes ces théories, toutes plus ingénieuses les unes que les autres, la plupart basées sur l'expérimentation et l'anatomie pathologique, laquelle choisir ? Quelle est celle qui satisfait le mieux l'esprit ?

Pourtant, de toutes les opinions, de toutes les théories accréditées, un fait se dégage. Presque tous les auteurs, quel que soit le point dont ils sont partis, arrivent dans leurs conclusions à mettre en relief un élément qui leur paraît jouer en définitive le rôle prépondérant, actif, dans les phénomènes que nous étudions. C'est la pression sanguine. Qu'il faille remonter plus haut, chercher une cause originaire, première, dans des dispositions spéciales, inhérentes au système nerveux ; que l'on doive faire intervenir l'action du grand sympathique ou du trijumeau, que la pression provienne d'une irritation directe portée sur ce dernier nerf ou d'une influence réflexe s'exerçant par lui sur le sympathique ; toujours est-il que la résultante de toutes les actions déterminées par cet agent initial, en quelque sorte ignoré, c'est une profonde modification de la circulation dans l'intérieur de l'œil. Et c'est à cela, je crois, que l'on doit s'arrêter, en admettant peut-être l'action spéciale du nerf de la cinquième paire.

CHAPITRE III.

CAUSES DE L'AUGMENTATION DE PRESSION.

En dehors des causes générales, étudions quelques causes particulières, certaines maladies qui peuvent amener ave elles des phénomènes d'hypersécrétion et de tension intra-bulbaire.

Presque toutes les affections oculaires sont susceptibles de produire des symptômes de compression interne, et il faudrait les passer toutes en revue. Je ne veux indiquer ici que celles dont la tendance à l'hypersécrétion est le plus prononcée. En premier lieu, je dois placer les maladies de l'iris, de la choroïde et du cercle ciliaire ; viennent ensuite les lésions traumatiques ou les déplacements du cristallin, puis les staphylômes de la, sclérotique, et enfin, dans une dernière catégorie, on peut ranger quelques affections cornéennes. Les troubles qui surviennent si fréquemment dans le corps vitré et l'excès de volume que cet organe présente dans quelques conditions, je ne saurais les considérer autrement que comme des symptômes propres à révéler des phénomènes morbides survenus dans les organes voisins, eu égard à la place que le corps vitré occupe dans l'intérieur de l'œil et à la dépendance absolue dans laquelle il se trouve vis-à-vis des membranes profondes. Quoiqu'on ait décrit à cet organe, à défaut de vaisseaux ou de nerfs, des éléments cellulaires dont la présence ne peut être mise en doute après les travaux de Weber et d'Iwanoff, cela ne suffit pas, croyons-nous, pour attribuer au corps vitré la possibilité de s'enflammer ou de se modifier d'une façon quelconque, indépendamment des tissus qui l'entourent, et sans que ceux-ci participent au travail morbide. Pour étudier et reconnaître une inflammation idiopathique de cet organe, il faudrait faire appel à cette circonstance que le corps vitré ou la membrane hyaloïde ont été perforés sans lésions bien grandes des parties environnantes. Mais, si peu graves que soient les lésions des enveloppes, il me paraît difficile d'admettre qu'elles n'ont été pour rien dans les phénomènes ultérieurs qui seront survenus. Ou bien encore, sans qu'il y ait eu plaie ou contusion du corps vitré, une hernie de cet organe aurait pu se produire à travers les enveloppes perforées. Mais, je le répète encore, dans ce cas comme dans l'autre, si un travail inflammatoire ou des changements se produisent, ils ne peuvent être mis que sur le compte du processus morbide, développé à la surface de la plaie ou dans les parties voisines. Pas plus que l'humeur aqueuse, le corps vitré, qui, comme elle, est liquide et remplit comme elle le rôle d'un milieu réfringent de l'œil, n'est capable de s'enflammer. De nombreuses modifications surviennent dans l'humeur aqueuse qui changent son aspect et altèrent sa composition ; pour cela on n'a jamais songé à établir des maladies propres à ce milieu.

Pourquoi en serait-il autrement du corps vitré, où des changements analogues se produisent? Je sais bien qu'on a voulu assimiler ce dernier à la cornée, et que l'analogie de structure étant établie, on était autorisé à conclure à une analogie de rapports pathologiques. Je sais bien qu'on a décrit et qu'il existe des prolongements partant de la face interne de l'hyaloïde et divisant en un grand nombre de compartiments ou de loges l'humeur vitrée. Mais je sais aussi que ces prolongements ont une disposition indéterminée, qu'ils ont été étudiés par les uns, comme formant un réseau de lames entre-croisées; que d'autres, croyant les avoir rendus évidents au moyen de préparations chimiques, les ont décrits comme présentant une série de lames emboîtées, tandis qu'il était démontré que ces lamelles n'étaient qu'artificiellement produites par le réactif; en un mot, rien n'est, plus que cette question, sujet à controverse. Si, au contraire, dans la cornée, les lames qui la constituent ne peuvent être isolées au moyen du scalpel, comme on l'avait prétendu d'abord, il est certain que tous les anatomistes sont d'accord sur les éléments qui entrent dans sa composition, et que tout le monde reconnaît à cette membrane un tissu propre, lamelleux, fibroïde, se rapprochant beaucoup du tissu conjonctif, des nerfs en assez grand nombre, et enfin des vaisseaux à la phériphérie. Il n'y a donc pas le moindre rapport de structure entre la cornée et le corps vitré, et il serait conséquemment illogique de chercher à établir un rapprochement entre ces deux organes au point de vue pathologique.

Ceux même qui affirment l'existence de l'hyalitis, à titre d'affection propre du corps vitré, reconnaissent que sa symptomatologie se confond tellement avec celle de la choroïdite, qu'ils se dispensent d'en donner la description détaillée, afin d'éviter les redites inutiles.

Ce que je viens de dire de l'inflammation du corps vitré doit se rapporter également au ramollissement de cet organe (synchisis) et aux opacités qu'on y rencontre. Ces lésions ne se développent pas primitivement ; toujours consécutives soit à un traumatisme du cristallin, soit à une phlegmasie ou une dégénérescence des tissus les plus proches, de la choroïde et de la rétine en particulier, elles sont fréquemment accompagnées de symptômes très-accusés d'hypersécrétion. Dans le synchisis, par exemple, loin d'avoir affaire, comme on le croyait autrefois, à une diminution de liquide et à une mollesse du globe, on est à même d'observer le plus souvent une augmentation notable de tension et la dureté de l'œil.

Les changements qui surviennent dans les opacités floconneuses ou à la suite de formation de masses néoplasiques dans le corps vitré, n'entraînent pas nécessairement l'exagération de la consistance du globe ; mais, quand ces troubles se compl iqu entd'hémorrhagie ou d'inflammation suppurative se terminant par une accumulation de pus dans

la partie la plus déclive du corps vitré (hypopyon postérieur), il n'est pas rare de voir se manifester une augmentation de tension, dont le degré varie avec les altérations
des membranes. Plus les altérations voisines sont profondes, plus la nutrition est enrayée, et moins sont favorables les conditions de résorption des liquides.

Il est une forme d'iritis qui donne plus spécialement lieu
à des phénomènes d'hypersécrétion, l'iritis séreuse. Dans
la forme la plus commune, l'iritis simple, les produits
inflammatoires sont constitués par des exsudats plastiques
qui se disposent sur l'une ou l'autre face de la membrane,
sur le bord pupillaire, ou tombent dans la chambre antérieure pour se mêler à l'humeur aqueuse.

Ce n'est qu'à une période avancée de la maladie, lorsque
les bords de l'iris ont été complétement agglutinés à la capsule cristallinienne, que la pupille a disparu sous une couche
épaisse de néo-membranes, et que l'iris lui-même a été en-
vahi sur toute sa surface, ce n'est qu'alors que surviennent
des troubles notables de la circulation et de la nutrition.
Mais, dans la forme séreuse, dès le début, l'hypersécrétion
se produit, la capacité de la chambre antérieure augmente,
la cornée qui participe à des degrés divers à l'inflammation,
et présente des altérations de la couche épithéliale sous
forme de ponctuations triangulaires, devient plus bombée, et
déjà un toucher exercé peut saisir une exagération de tension.
On ne peut chercher, ailleurs que dans le tissu vasculaire
de l'iris, la cause de cette hypersécrétion qui paraît résulter
d'une transsudation à travers les parois distendues des
vaisseaux. Lorsque l'inflammation atteint le parenchyme
même de l'organe, la sécrétion change de caractère ; en
même temps qu'il se produit une hypergénèse des éléments cellulaires dans le stroma de l'iris, des globules de
pus se déposent dans la chambre antérieure où ils forment
avec de la fibrine coagulée et quelques gouttelettes grais-
seuses un véritable hypopyon. Plus que dans les autres

Piéchaud.   5

formes, il faut craindre ici le développement d'exsudations qui amènent, soit l'*exclusion* ou l'adhérence de tout le pourtour du bord libre de l'iris à la capsule cristallinienne, soit l'*occlusion* totale de la pupille; ces phénomènes entravant la nutrition de l'œil, provoquent les récidives, maintiennent l'état chronique et surtout donnent lieu à des tiraillements incessants des nerfs ciliaires, cause si fréquente du glaucome secondaire. Sans contredit, l'accident le plus redoutable, est la complication du côté de la choroïde; lorsque toute communication a été interceptée entre la chambre antérieure et les autres milieux de l'œil, l'irido-choroïdite devient une conséquence fatale de cet état de choses, il ne faut pas le perdre de vue, surtout si c'est à un âge avancé, où la sclérotique a perdu une partie de son élasticité. Lorsque l'iris a contracté des adhérences complètes avec le cristallin, l'équilibre nécessaire à l'accomplissement de la nutrition entre les différents milieux de l'œil, ne peut plus se maintenir, et des accidents ne tardent pas à éclater. L'iris, poussé par les liquides qui se sont amassés derrière lui, proémine dans la chambre antérieure; les artères et particulièrement les veines qui le parcourent, deviennent turgescentes, l'injection périkératique apparaît, une grande sensibilité se déclare dans la sclérotique, au voisinage du muscle ciliaire, et l'attouchement de cette région cause de vives douleurs; de légères opacités se montrent d'abord dans les parties antérieures du corps vitré, ensuite elles se propagent dans les couches les plus profondes, en même temps qu'elles augmentent en nombre et en consistance; des troubles marqués de la vision, le rétrécissement progressif du champ visuel entre autres, se manifestent, et enfin tous les signes d'une tension anomale du globe s'accusent nettement.

Les choses ne se passent pas toujours ainsi. Au lieu de succéder à une occlusion de la pupille, l'affection de la choroïde précède quelquefois les autres manifestations :

localisée primitivement dans cette membrane, l'inflammation donne lieu rapidement à des suffusions sous-rétiniennes ou à des épanchements dans le corps vitré, à des exsudats qui, de la surface postérieure, se portent en avant et amènent bientôt l'état inflammatoire du côté de l'iris. C'est à peine si, au début, l'intégrité de cet organe a été troublée ; les seules altérations que l'on constate d'habitude se rapportent au champ visuel ou à l'acuité de la vision, à cause des modifications survenues dans la rétine. Quand l'iris ne participe en aucune façon à la maladie et qu'il n'y a d'affectées que les parties antérieures de la choroïde, les seuls signes qui puissent nous mettre sur la voie du diagnostic, à défaut de l'examen ophthalmoscopique rendu impraticable, sont l'injection périkératique, la sensibilité de l'œil au toucher et parfois une augmentation sensible du volume de la chambre antérieure; mais aussitôt on voit apparaître, avec le changement du corps vitré, les altérations du poli de la surface postérieure de la cornée, l'injection de l'iris et une transsudation abondante à travers les parois de ses vaisseaux, et conséquemment alors une tension exagérée de l'œil. Ou bien la maladie revêt d'autres caractères. Elle s'annonce tout d'abord par un chémosis sous-conjoctival, une vascularisation péricornéenne trèsintense ; puis l'iris devient immobile, s'enflamme, et tout à coup une vaste quantité de pus s'épanche dans la chambre antérieure. Presque toujours, c'est sous la forme d'une irido-choroïdite que se manifeste l'ophthalmie sympathique, et les principaux caractères de cette maladie sont, ou une sécrétion abondante de liquides, ou la production de masses néoplasiques qui tendent à se vasculariser. Quelle que soit la forme d'ailleurs, la circulation et la nutrition de l'œil se trouvent fatalement enrayées, la pression augmente par suite des tiraillements de l'iris et des nerfs ciliaires, la sensibilité devient excessive, les névralgies persistent ; en un mot, tous les phénomènes suivent une marche ascendante, en rapport avec le progrès de la maladie, jusqu'à ce que celle-ci se termine par une atrophie du globe, ce qui est le cas le plus ordinaire dans l'irido-choroïdite plastique, ou par une complication glaucomateuse, dans la forme où les symptômes d'hypersécrétion sont très-prononcés.

On observe une inflammation de la choroïde où les symptômes inflammatoires sont moins accusés que dans les formes précédentes. Maladie spéciale, à caractères très-tranchés, mais dont le mode de développement est difficile à saisir, la choroïdite séreuse se présente avec un cortége de lésions qui semblent être toutes sous la dépendance d'un fait unique, l'hypersécrétion de liquides intra-oculaires. Elle ne constitue pas, à proprement parler, le glaucome, car si elle offre à étudier la plupart des éléments caractéristiques du glaucome, elle manque le plus souvent d'un signe particulier à cette affection : l'excavation de la papille et la compression du nerf optique. Néanmoins par tant de côtés, elle se rapproche du glaucome, si souvent elle en est le précurseur, qu'elle ne peut être envisagée qu'au point de vue des affections glaucomateuses, de toutes les maladies hydrophthalmiques, dont le caractère spécial est de distendre le globe de l'œil. Tant que l'affection reste localisée à la choroïde, sans qu'il y ait un refoulement absolu de la papille, on doit se contenter de la regarder comme le premier degré ou le phénomène initial du glaucome.

M. le professeur Richet a résumé dans une remarquable leçon, faite à l'hôpital des Cliniques, les signes différentiels qui établissent au point de vue pratique, la ligne de démarcation entre les deux affections. Je ne puis faire mieux, pour appuyer ces données, que de citer en grande partie l'observation.

« Le malade qui en fait le sujet est âgé de 27 ans ; il est ébéniste et prétend que les vapeurs des essences qu'il emploie dans sa profession entretiennent ses yeux dans un état d'irritation perpétuelle. Il a été affecté, dans sa jeunesse, de diverses affections de l'appareil de la vision ; ses cornées présentent, en effet, de petites taches laiteuses qui sont l'indice bien évident de ces inflammations répétées. Ces faits offrent de l'importance et expliquent en partie le développement de la grave affection dont il est atteint aujourd'hui. Il aurait été également, paraît-il, affecté dans sa jeunesse de granulations palpébrales très-tenaces, dont il a été guéri par des cautérisations répétées ; il ne porte plus trace aujourd'hui de cette maladie.

« Depuis six ans environ, il a quitté Paris et est allé habiter Marseille, circonstance qui paraît avoir influé heureusement sur sa santé générale, puisque depuis cette époque il n'a jamais été malade. Sa vision paraissait aussi s'être améliorée, lorsque sans cause connue, il y a six mois seulement, il s'aperçut que son œil gauche se perdait insensiblement et voici comment : à la suite de poussées inflammatoires réitérées, dans lesquelles sa conjonctive s'injectait fortement et qui s'accompagnaient de vives douleurs, l'acuité de sa vision diminua si notablement qu'il fut obligé de recourir aux soins d'un habile oculiste de Marseille. Celui-ci, nous dit le malade, lui fit la proposition de lui pratiquer l'opération du glaucome. Soit défiance envers le chirurgien, qui très-prudemment ne lui avait point exagéré les bénéfices qu'il en pourrait retirer, soit toute autre cause, il ne voulut point s'y soumettre. Il fut, sur ces entrefaites, appelé à Paris pour ses affaires.

« Depuis un mois qu'il est revenu, son état a continué à s'aggraver, et aujourd'hui, l'acuïté visuelle, du côté malade, est tellement faible et pervertie qu'il croit sa vision de ce côté complétement abolie. Enfin, il est entré dans notre service le 16 novembre, décidé à s'y soumettre à tel traitement qui serait jugé utile.

« Ce qui frappe tout d'abord, lorsqu'on vient à examiner

cet homme, c'est l'excès de volume que présente l'œil du côté malade, c'est-à-dire le gauche, sur celui du côté opposé. Le globe oculaire est saillant, son segment antérieur présente une conicité prononcée, les paupières semblent avoir peine à le recouvrir. La cornée est bombée, projetée en avant et très-nuageuse çà et là. L'examen direct et mieux l'éclairage oblique permettent d'y découvrir de nombreuses taches blanches, traces évidentes des phlegmasies répétées qu'elle a subies autrefois. Sa surface est aussi un peu dépolie et granuleuse, mais elle a cependant conservé une translucidité suffisante pour permettre de distinguer facilement l'état dans lequel se trouvent les milieux de l'œil.

« Ceux-ci présentent un aspect troublé et une coloration verdâtre, analogue à celle qu'ils ont dans le glaucome. Ce trouble des humeurs transparentes est sujet à des variations remarquables, et je dirai presque journalières. C'est ainsi que nous les avons vues s'améliorer tellement dans l'espace de quelques jours, que l'on aurait pu les croire presque revenues à l'état normal ; le champ pupillaire avait repris sa teinte ordinaire ; puis tout à coup, l'aspect troublé et glaucomateux reparaissait sous l'influence d'une poussée nouvelle de l'inflammation, survenant sans cause appréciable. L'iris forme une coloration plus foncée que du côté sain ; il n'a pas perdu toute sa mobilité. La pupille, très-régulière, moyennement dilatée, se resserre et se dilate alternativement, par l'élévation et l'abaissement de la paupière, même lorsqu'on a pris le soin de fermer l'œil droit. Ce fait tend à démontrer que la rétine n'a pas perdu toute sa sensibilité et qu'elle est encore, au moins en partie, impressionnée par la lumière. L'ouverture de la pupille ne présente, du reste, aucune déformation, son champ est libre ; on n'y rencontre aucun dépôt plastique.

« La cristalloïde ainsi que la substance du cristallin ont

conservé une transparence parfaite, l'éclairage direct ou oblique n'y a pas fait découvrir la moindre opacité.

« La partie antérieure de la sclérotique qui est recouverte par la conjonctive bulbaire, vers le niveau des insertions de la cornée, est fortement distendue et amincie; elle laisse voir par transparence la choroïde, située au-dessous d'elle, et lui communique une teinte bleuâtre. En quelques points même, on peut voir des bosselures et il y a un commencement de staphylôme antérieur. Cette particularité de la conformation du bulbe nous avait même assez frappé, tout d'abord, pour nous conduire aussitôt à penser qu'il devait y avoir là une scléro-choroïdite assez avancée. Le malade a éprouvé des douleurs intenses dans le globe oculaire, ces douleurs s'étendaient dans les parties qui avoisinent l'orbite. Des pressions, exercées méthodiquement au niveau des principaux nerfs de la région, ont démontré qu'ils participaient activement à la maladie, et c'est surtout au point d'émergence du sous-orbitaire et du frontal interne que nous avons pu constater cette douleur très-accentuée. C'est là, d'ailleurs, un fait commun à toutes les affections inflammatoires anciennes du globe oculaire, et depuis longtemps j'attire dans mes cours l'attention sur ce sujet. C'est ainsi que j'explique les névrites périodiques si douloureuses que j'appelle *vespérines*, en raison du moment auquel elles apparaissent, et dont le sulfate de quinine uni à l'opium triomphe admirablement.

« L'œil droit offre aussi quelques troubles du côté de la cornée et de la sclérotique, mais beaucoup moins marqués que ceux que nous venons de décrire dans l'œil gauche.

« Avant de procéder à l'examen ophthalmoscopique, j'ai voulu interroger la sensation visuelle et juger des troubles fonctionnels.

« Avec l'œil droit, le malade lit encore assez couramment les gros caractères, pas du tout les moyens et les petits; de plus il distingue parfaitement toutes les couleurs. L'œil gauche ne distingue plus aucun des caractères, même les plus gros, mais il reconnaît encore, quoique bien imparfaitement, les objets qu'on lui présente. Toutefois, il ne les aperçoit bien que si on les place tout à fait à la partie externe de l'œil gauche ; directement au devant il les voit encore un peu et les perd complétement de vue, si on les place en dedans. Quant à la reconnaissance des couleurs, disons d'abord qu'il se plaint de voir tous les objets colorés en rose ; parmi les couleurs il ne reconnaît que le bleu foncé qui produit même sur sa rétine, lorsqu'on le place en dehors, une sensation douloureuse, analogue, dit-il, à celle d'un miroir réflecteur ; il confond le rouge avec le blanc, le jaune et le vert lui paraissent roses. Bref, excepté le bleu indigo, il ne perçoit aucune nuance d'une manière certaine.

« De cet examen, il résulte que la macula et toute la portion externe de la rétine sont en grande partie impropres à la perception des rayons lumineux, et que la papille et la demi-circonférence interne de la rétine, sans être positivement désorganisées, sont déjà profondément atteintes.

« Nous allons voir l'examen ophthalmocopique ʿconfirmer ces données.

« Nous constatons, en effet : 1° Que la papille est légèrement déprimée à son centre ; ses vaisseaux sont notablement diminués de volume. Il existe en dehors d'elle une tache d'un blanc nacré, en forme de croissant, qui la borde immédiatement. Cette tache est certainement produite par un léger degré de staphylôme postérieur.

« 2° Autour de la macula, les lésions sont plus marquées ; il existe des plaques blanchâtres et irrégulières, disséminées, qui se reconnaissent facilement pour des plaques exsudatives choroïdiennes.

« 3° Au centre même de la tache jaune, il existe une tache hémorrhagique de très-petit volume.

« La choroïde est partout ailleurs d'un rouge foncé, uniforme, sans taches ni plaques.

« Quant à l'état général du malade, sans être parfait, il n'est pas irréprochable. Ainsi, cet homme est d'un tempérament évidemment très-lymphatique, et il a encore des adénites sous-maxillaires, peu prononcées, il est vrai. Néanmois il paraît jouir d'une assez bonne santé.

« Pour nous résumer, je dirai donc que nous avons affaire à un malade qui, dans son enfance, à eu de nombreuses affections oculaires (granulations, kératites, accompagnées vraisemblablement d'un degré variable d'irido-choroïdite). Depuis six mois, sous l'influence d'attaques répétées d'une scléro-choroïdite, que je regarde comme la conséquence et la continuation des maladies antérieures, ont eu lieu à divers intervalles des accès inflammatoires ; le globe oculaire a augmenté de volume, puis s'est ectasié très-notablement, surtout vers son segment antérieur. Il existe, de plus, un staphylôme postérieur. La choroïde, enfin, a été envahie dans sa totalité par une inflammation que caractérise une tendance notable à l'exhalation séreuse, ayant occasionné en dernier lieu des plaques exsudatives autour de la macula, et même une hémorrhagie centrale dans cette tache jaune. Puis, consécutivement, la tension intra-oculaire considérable a amené progressivement la distension scléroticale que nous avons notée, et a déterminé un commencement de dépression de la papille.

« Quel nom allons-nous donner à cette affection? S'agit-il d'un glaucome? Un ophthalmologiste instruit l'a désignée ainsi, et on retrouve, en effet, un certain nombre de caractères assignés au glaucome. Je n'hésite point cependant à dire que ce n'est point là pour moi le véritable glaucome; elle en diffère sous plusieurs rapports. Dans le glaucome, l'augmentation du globe oculaire n'est jamais portée à un degré aussi considérable. La coque de l'œil, la sclérotique n'étant pas préparée de longue main par des maladies antérieures à la distension, ne cède point aussi facilement, et pour peu que l'exhalation séreuse intra-oculaire augmente, l'étranglement du globe se produit. Il y a là quelque chose d'analogue à ce qui s'observe dans l'orchite aiguë ; le parenchyme testiculaire, augmentant rapidement de volume, l'albuginée, qui joue le rôle de la sclérotique, résiste, et la substance séminifère s'étrangle. Chez notre malade, rien de semblable ; l'augmentation de volume, par exhalation séreuse, s'est faite progressivement et lentement ; la sclérotique s'est laissée distendre, ses fibres se sont même écartées et dissociées en avant et en arrière, d'où staphylômes antérieurs et postérieurs. Aussi, le globe ne présente-t-il ni cette dureté caractéristique qu'on trouve dans le glaucome, ni cette insensibilité de la surface de la cornée, déterminée par l'excès de pression sur les nerfs qui s'y distribuent. Bien au contraire, il avait conservé une grande sensibilité au contact, même léger, de la cornée, et son globe n'était que très peu résistant.

« Enfin, les signes ophthalmoscopiques n'offrent pas moins de différences. Dans le glaucome, la papille est blanche, excavée, ainsi que le démontre la brisure des vaisseaux, le coude qu'ils forment sur ses limites, par suite de l'atrophie plus ou moins complète des éléments qui la composent. De plus, les vaisseaux, surtout lorsqu'on exerce une légère compression sur le globe, présentent les phénomènes du pouls dit rétinien. Ici, rien de semblable ; la papille est simplement déprimée au centre, elle n'a pour ainsi dire rien perdu de sa coloration normale et il est impossible de constater la moindre inflexion, la moindre pulsation dans les vaisseaux. L'augmentation de pression, subie par le globe oculaire, et à laquelle il a cédé, n'a donc pas produit ici les effets qu'on observe habituellement, lorsque la résistance de la sclérotique est complète, absolue. Telle est la raison pour laquelle l'œil doit, chez notre sujet, d'avoir échappé à l'action destructive, qui ne s'arrête dans la plupart des cas de glaucome confirmé, qu'après la destruction des éléments nerveux. Quant aux taches blanches qu'on trouve autour de la macula et à la tache hémorrhagique centrale de cette dernière, c'est la conséquence de la choroïdite, et quoiqu'on les observe parfois dans le glaucome, elles n'en constituent point les lésions essentielles. Est-ce à dire que, si la maladie était abandonnée à elle-même, la papille ne pourrait pas se creuser et s'atrophier complétement? Je n'hésite pas à répondre affirmativement; plusieurs fois déjà j'ai vu survenir l'atrophie de la papille dans des cas analogues, et la vue s'éteindre complétement. Mais dans ces cas même, est-on bien autorisé à dire qu'il y a véritablement glaucome?

« Quoi qu'on puisse penser à ce sujet, ce qui est certain, c'est que la maladie n'a pas produit ici des désordres considérables. J'ai tout lieu de croire, au contraire, que dès qu'on aura soustrait le globe oculaire à cet excès de pression qui tend à le désorganiser, il récupérera, en partie du moins, ses fonctions. »

Je n'ai point examiné le malade qui fait le sujet de cette observation; je n'ai fait qu'assister à l'opération de l'iridectomie, dont les résultats ont été satisfaisants, et qui a rendu à l'œil atteint, sinon la totalité, au moins une grande partie de la vision; mais il ressort, d'après le témoignage même de M. le professeur Richet, que dans ce cas, si les phénomènes de compression intra-oculaire sont très-développés, un grand nombre des signes caractéristiques du glaucome manquent absolument.

L'iris n'est point immobile, la pupille se dilate et se resserre, peu, à la vérité, mais assez pour prouver que la rétine n'est point tout à fait insensible à l'action de la lumière. La papille est à peine excavée; au niveau de la macula, on rencontre des exsudations sous-rétiniennes qui ne se développent le plus souvent qu'à la période ultime du glaucome : sur la macula elle-même, apparaît une petite tache hémorrhagique. Loin d'être insensible, la cornée est plutôt le siége d'une hyperesthésie ; enfin, les vaisseaux qui émergent du nerf optique ne sont ni tortueux, ni déformés, et la pression avec le doigt ne détermine pas de pulsations artérielles. Tous ces faits ne prouvent-ils pas surabondamment qu'il n'y a pas là un véritable glaucome ? Et le résultat inespéré, obtenu par l'opération, après un intervalle de six mois, ne vient-il pas corroborer cette opinion ?

L'observation suivante a été recueillie également dans le service de M. le professeur Richet. Grâce aux renseignements que M. Richet lui-même a eu la bonté de me communiquer, et avec les notes que m'a fournies M. C.-F. Hubert, interne du service, j'ai pu, pour ainsi dire, suivre pas à pas les phases diverses de la maladie.

Le nommé Hulin, couché au n° 10 de la salle de chirurgie, est âgé de 48 ans, et il exerce la profession de piqueur de granit. Le 15 décembre dernier, il est entré à l'hôpital des Cliniques. C'est un individu assez bien constitué, dont l'état général est satisfaisant, et qui n'a pas eu dans le cours de son existence de maladies bien sérieuses. Cependant il me raconte que du temps qu'il était soldat, il a pris le scorbut en Crimée, et que plus tard, se trouvant avec son régiment en Afrique, il a eu la jaunisse. Après avoir quitté le service, il a travaillé au chemin de fer de Lyon ; et là il a été atteint de douleurs articulaires qui ont duré quelque temps.

Il y a une dizaine d'années, en travaillant à son métier de piqueur de granit, ce malade a reçu dans l'œil gauche un petit éclat de pierre. Son œil a été enflammé et l'a fait souffrir pendant une huitaine de jours, ce qui ne l'a pas empêché néanmoins de se livrer à ses occupations abituelles. Au bout de quinze jours d'ailleurs, toute rougeur avait disparu, et il n'existait plus de traces du traumatisme.

Le 22 novembre dernier, un accident analogue s'est reproduit, mais cette fois avec des conséquences bien autrement sérieuses. Pendant que notre malade taillait la pierre, à la tombée de la nuit, un nouvel éclat lui est entré dans l'œil gauche et est venu frapper la cornée au centre et un peu en bas. La douleur n'a pas été vive. Il a ressenti plutôt une grande chaleur qu'une véritable souffrance, et il a eu en même temps la sensation d'un éclair. Son œil a pleuré beaucoup, et il a été obligé d'interrompre sur-le-champ son travail.

Aussitôt arrivé chez lui, il s'est couché ; mais il n'a pu dormir, les douleurs s'étant déclarées bientôt après et l'ayant tourmenté toute la nuit. Le matin, l'œil était enflé, ou plutôt les paupières étaient gonflées, œdématiées, et la tuméfaction s'était étendue à la joue, au front et à la tempe. Le malade accusait des battements dans toutes ces parties et des douleurs très-vives.

Le 23, il n'est point sorti de chez lui, et il s'est fait simplement des applications de compresses froides.

Le 24, il s'est rendu à la consultation de M. Desmarres. M. Desmarres a constaté une plaie de la cornée, et il a prescrit un collyre à l'atropine et des frictions d'onguent napolitain sur le front et les tempes.

Pendant vingt jours de suite, le malade s'est rendu à la consultation de M. Desmarres. Au bout de ce temps, il n'avait éprouvé aucune amélioration. Bien plus, il était tourmenté nuit et jour d'atroces douleurs, et sentait toujours les mêmes battements dans la tête.

Le 15 décembre, le médecin de sa compagnie le décida à entrer à l'hôpital.

Quand il s'est présenté à l'hôpital des Cliniques, voici quel était son état :

Le bulbe était gonflé, les paupières étaient tuméfiées, et quand on les écartait, le malade avait une photophobie intense. En examinant l'œil, on pouvait reconnaître que son volume était augmenté d'un tiers environ. Au toucher, on constatait que le globe, distendu par les liquides, était plus dur que du côté opposé.

La cornée était revêtue d'une couche d'exsudats, dont on la débarrassait néanmoins facilement par des frictions avec les paupières. Les lames de cette membrane étaient infiltrées.

La chambre antérieure était augmentée de volume. Aquo-capsulite avec épanchement purulent.

L'iris était tomenteux et présentait des adhérences avec le cristallin, surtout à la partie inférieure.

Enfin on notait une conjonctivite assez intense avec épiphora abondant.

Du côté du système général, fièvre, inappétence, absence de sommeil.

Douleurs, non localisées dans l'œil seulement, mais s'étendant à toute la tête. Irradiations.

En arrière des lésions, visibles à l'œil nu, on pouvait supposer l'existence de phénomènes inflammatoires développés du côté des membranes profondes, de la choroïde en particulier, à cause de l'augmentation considérable de la tension oculaire. Choroïdite séreuse ou choroïdite exsudative; mais l'examen ophthalmoscopique était impraticable.

M. Richet ordonne une saignée de 450 grammes, vingt sangsues derrière l'oreille gauche, et des instillations d'atropine pour rompre les synéchies et dilater la pupille. Par la phlébotomie, on n'a retiré que 150 à 200 grammes de sang; mais les sangsues ont abondamment donné.

Le lendemain, sensible amélioration, douleurs moins fortes. Le 17, M. Richet ordonne encore dix sangsues, non plus derrière l'oreille, mais à la tempe. Elles fournissent encore beaucoup de sang.

Nouvelle amélioration le lendemain. La cornée s'éclaircit, l'iris est moins tomenteux. En même temps que les phénomènes inflammatoires disparaissaient, il y avait, sinon aggravation, du moins persistance des douleurs et des battements dans la tête.

Les douleurs continuant, et venant presque toujours la nuit, vers dix ou onze heures, le 23, M. Richet prescrit le sulfate de quinine à la dose de 1 gramme, et il recommande de l'administrer deux ou trois heures seulement avant la *crise vespérine*. Les douleurs diminuent un peu d'intensité.

Le 24 et le 25, le malade ne prend pas de sulfate de quinine. Les douleurs reprennent aussi vives.

Le 26, le sulfate de quinine est de nouveau administré à la dose de 1 gramme, en pilules, et combiné à l'opium. Le malade en prend 3 par jour.

Dès lors, les douleurs commencent à diminuer; elles diminuent progressivement. La dose de 3 pilules est réduite à 2. L'amélioration continue; les douleurs ont complétement cessé; le malade ne prend plus qu'une seule pilule. L'inflammation générale de l'œil est arrêtée.

Le 5 janvier, la cornée présente encore une tache nébuleuse, à forme ronde, de 4 à 5 millimètres de diamètre environ, qui voile légèrement en bas une partie de la pupille et s'arrête à une petite distance (1 millimètre à peu près) du bord sclérotical inférieur. Cette tache constituera plus tard un leucome très-gênant pour la vision.

A l'éclairage latéral, la pupille est régulière dans sa moitié supérieure; elle est déformée en bas et un peu en dedans par des adhérences avec la capsule du cristallin; l'iris est encore infiltré de liquide, et, dans la partie correspondante aux synéchies, le champ pupillaire est occupé par des fausses membranes demi-transparentes.

A cette date, M. Richet pense qu'il existe encore quelques symptômes inflammatoires du côté de la choroïde, (une choroïdite séreuse probablement), car la tension de l'œil n'est pas revenue à son état normal.

Pour le traitement de la pseudo-cataracte, il n'est pas d'avis qu'il faille recourir soit à une discision, soit à une tentative d'arrachement des fausses membranes. Faire une ponction de la chambre antérieure à une époque si rapprochée du traumatisme, serait encore un mauvais moyen. L'amélioration a été si grande et si rapide, que la maladie n'a probablement pas dit son dernier mot.

Plus tard, on pourra songer à l'établissement d'une pupille artificielle. La temporisation est nécessaire pour le moment. M. Richet est d'avis que l'on ne doit intervenir par une opération chirurgicale, que lorsque tous les symptômes inflammatoires ont complétement disparu ; et pas plus que dans les épanchements de la plèvre où il voudrait qu'on ne pratiquât la thoracentèse qu'après avoir épuisé toutes les ressources médicales, il ne veut que dans une affection du genre de celle-ci, où les moyens médicaux ont été si efficaces, on ne donne issue aux liquides intra-occulaires, sans s'être assuré de la disparition des phénomènes inflammatoires et sans avoir épuisé la série des autres moyens antiphlogistiques. D'ailleurs, la maladie est en voie de guérison : il ne reste plus, avec les synéchies, qu'un léger état tomenteux de l'iris : toute opération, qui serait pratiquée sur cette membrane, ramènerait presque infailliblement une nouvelle poussée inflammatoire.

Le 8 janvier, nous avons, M. Hubert et moi, cherché à pratiquer l'examen ophthalmoscopique. La lumière de la lampe projetée sur l'œil, au moyen de la lentille, dans l'éclairage latéral, a déterminé des contractions spasmodifus de l'orbiculaire et un larmoiement considérable Involontairement le malade portait la main à son œil, et ne pouvait en aucune façon soutenir l'action de la lumière qui lui occasionnait même d'assez vives douleurs. Il nous a été impossible par conséquent d'éclairer le fond de l'œil.

Si la période inflammatoire a disparu, ceci prouve bien qu'il y a encore une sensibilité excessive de l'œil, une sorte d'hyperesthésie rétinienne qui rendrait toute opération périlleuse.

La pupille artificielle, pratiquée ultérieurement, et dont l'emplacement sera choisi à la partie inférieure et interne où la cornée est transparente, aura pour but d'ouvrir un chemin aux rayons lumineux, en même temps que l'excision de l'iris, en modifiant la circulation intra-oculaire, pourra prévenir le retour de l'élément inflammatoire.

Pour compléter cette observation, je dois ajouter que le malade, le lendemain de son entrée à l'hôpital, après les premières déplétions sanguines, a commencé à distinguer le jour de la nuit et à apercevoir les objets, comme enveloppés de brouillard, chose qu'il ne faisait pas auparavant. Depuis, sa vue s'est améliorée progressivement, et aujourd'hui, 8 janvier, voici ce que j'ai pu constater, par rapport à sa fonction visuelle :

La vision de l'œil droit est normale. Du côté gauche, le champ visuel a conservé son intégrité ; il n'est point rétréci, excepté en bas où il fait presque complétement défaut, à cause de la taie de la cornée et des opacités qui embrassent la partie inférieure du champ pupillaire. Il faut dire que j'ai fait cet examen, le soir, à la lumière d'une simple bougie, et n'ayant aucun des moyens de constatation usités en pareil cas. Malgré tout, le malade a pu distinctement compter mes doigts à 5 pieds de distance ; il ne lit point encore, il est même incapable de reconnaître les gros caractères, mais il voit nettement toutes les lignes et les suit avec le doigt.

Le 17, le malade quitte l'hôpital des Cliniques. Il accuse moins de sensibilité à la lumière, et distingue plus nettement les objets. Son champ visuel est presque normal. L'œil n'est plus injecté, l'iris seul présente des adhérences en dedans et en dehors. Le malade doit faire matin et soir des instillations d'atropine.

Piéchaud.   6

Dans le glaucome type, quelles sont les altérations caractéristiques constantes? Comment la maladie se développe-t-elle? Et d'abord, il est indispensable de distinguer deux formes principales qui la constituent et qui sont l'une et l'autre primitives : la forme aiguë et la forme chronique. Toutes deux sont accompagnées de symptômes à peu près identiques; les signes prodromiques et la marche varient essentiellement.

D'un côté, le glaucome primitif aigu peut se développer brusquement, en présentant tous les caractères d'une vive inflammation; mais le plus souvent apparaissent des signes précurseurs : cercles d'irisation autour de la flamme d'une bougie, hypermétropie, affaiblissement de la vision excentrique, orientation difficile, névralgies ciliaires; phénomènes, dont la durée variable peut aller néanmoins jusqu'à 5, 6, 8 mois et quelquefois davantage. Lorsque survient l'attaque, celle-ci s'annonce par des douleurs périorbitaires insupportables, la turgescence des vaisseaux sous conjonctivaux, le chémosis et un épiphora abondant; l'iris est fortement dilaté et poussé en avant, la vue se perd totalement en quelques heures ou elle n'est qu'en partie abolie; ou bien c'est le glaucome dit *foudroyant*, à cause de l'intensité des phénomènes inflammatoires et de la perte absolue de la vision, ou bien c'est le glaucome à forme plus légère qui porte sur la périphérie du champ visuel et n'atteint que faiblement la vision centrale.

Le nommé Joseph A..., âgé de 67 ans, domicilié à Paris, vient consulter le Dr Galezowski, le 25 décembre 1868, pour ses deux yeux. L'œil gauche s'est affaibli, le premier, au mois d'octobre : après quelques prodromes, douleurs périodiques, cercles d'irisations, la vue s'est abolie à peu près complétement. Injection péricornéenne très-intense. L'œil droit n'a ressenti les premières atteintes qu'il y a une quinzaine de jours environ; le malade a aperçu des arcs-en-ciel et a souffert de douleurs périorbitaires qui sont

devenues rapidement intolérables. Ces douleurs se présentent aujourd'hui sous forme d'hémicrânies. L'œil a une
dureté comparable à celle de la bille de marbre. On pourrait représenter la tension par le T. 3 de Bowman. La cornée est chagrinée, entourée d'un bourrelet de chémosis
séreux. La pupille est dilatée, irrégulière et immobile. En
éclairant le fond de l'œil, on constate une excavation type,
sur les deux yeux, mais plus prononcée à gauche. (Voyez
fig. 3, représentant l'œil gauche.)

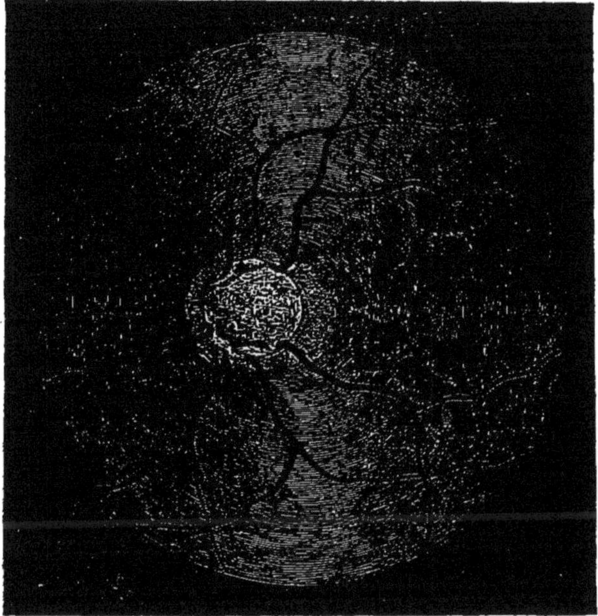

Figure 3.

Peu de temps auparavant, le malade a eu le maxillaire
droit supérieur enlevé par le professeur Nélaton pour une
tumeur.

L'iridectomie est pratiquée sur les deux yeux le 28 décembre. Une grande quantité de sang s'écoule à l'issue de
l'opération.

30 décembre. Le malade n'éprouve plus de douleurs;
les plaies se cicatrisent.

28 janvier 1869. Guérison complète. La vue de l'œil gauche est revenue en partie. Celle de l'œil droit est complétement rétablie. Tension normale. Le malade lit le n° 2 de l'échelle typographique, avec verres convexes, n° 18.

D'un autre côté, le glaucome inflammatoire chronique ne se présente plus avec des attaques répétées, de véritables accès ; il se caractérise bien plutôt par des poussées inflammatoires, dont l'intensité est progressive. Point d'injection périkératique prononcée, point de névralgies intolérables, mais **des troubles passagers de la vision, des nuag**es autour **des objets. En même temps, la cornée se ternit** et s'insensibilise, l'iris se dilate, l'humeur **aqueuse se t**rouble, la chambre **antérieure diminue de capacité, la dur**eté du globe **s'accentue, le champ visuel se rétrécit gradue**llement et la **papille s'excave.**

Ces différences dans l'évolution de la maladie, cette inégale **intensité des symptômes inflammatoires dans** l'une et l'autre forme trouvent leur explication, **d'une** part, dans **le** développement **de l'hypersécrétion, d'autre** part dans **le degré de résistance des** parois à **la pression** excentrique.

Il **faut tenir compte sans doute de la rapidité** avec laquelle **s'effectue l'hypersécrétion pour justifier** l'explosion **de phénomènes inflammatoires intenses ; cepen**dant, le **changement dans les milieux de l'œil, si brusque** et si complet qu'il soit, n'est qu'une circonstance accessoire ; je veux dire qu'il n'y a pas un rapport direct entre la soudaineté et l'abondance de l'hypersécrétion et l'intensité de la phlegmasie. C'est dans la constitution anatomique ou l'état pathologique des membranes externes qu'on trouvera le point de relation. Si la résistance de la sclérotique est anomale, une augmentation, même très-faible de liquide, suffit pour déterminer une réaction considérable, la pression qui vient du dedans étant proportionnelle à la résistance qui vient du dehors ; d'où l'étranglement que subit le globe de l'œil est d'autant plus violent. Inversement, si la sclérotique cède, par son élasticité propre, aux efforts de la pression interne, l'étranglement qui en résulte pourra être moins prononcé, même avec une plus grande exagération de liquides. Que maintenant, on fasse intervenir la **rapidité de l'hypersécrétion dans le** premier cas, **son augmentation insensible ou par poussées successives faibles dans le second, toute la série des phénomènes** inflammatoires, violents dans le glaucome aigu, peu accentués dans **le glaucome chronique, se dévoile d'elle-même. Et ainsi s'expliquent également les différences** que l'on observe **dans le degré des altérations visuelles.** Pour que le nerf optique, **en effet, cède à la pression, soit refoulé en** arrière, il **ne suffit pas d'un effort instantané, si considérable qu'on puisse l'imaginer, il faut que cet** effort se prolonge, **ait une durée plus ou moins longue. Aussi re**marque-t-on dans la forme chronique du glaucome inflammatoire, **une excavation profonde de la papille et un rétré**cissement plus notable'du champ visuel, rétrécissement qui commence à la partie interne, pour se terminer en dedans, où les fibres nerveuses de la papille trouvent plus longtemps un appui dans les vaisseaux que la pression a refoulés sur ce point.

Mlle H..., âgée de 40 ans, demeurant à Vincennes, se présente à la clinique du Dr Galezowski le 7 octobre 1869.

Elle a perdu presque complétement la vue de l'œil droit. Depuis huit mois, la vision s'est affaiblie progressivement, sans douleur. L'œil est très-dur au toucher. Injection remarquable des veines ciliaires antérieures ; anses anastomotiques autour de la cornée. Cette dernière est chagrinée, quoique transparente. Pupille dilatée et immobile ; iris décoloré par places, et atrophié. Quelques légers flocons dans le corps vitré ; mais la papille présente une excavation des plus caractéristiques. Légère atrophie choroïdienne péripapillaire.

Du côté de l'œil gauche, on peut percevoir une légère augmentation de la tension oculaire, et un peu de dilatation de la pupille. Cependant l'ophthalmoscope ne découvre qu'une simple excavation physiologique.

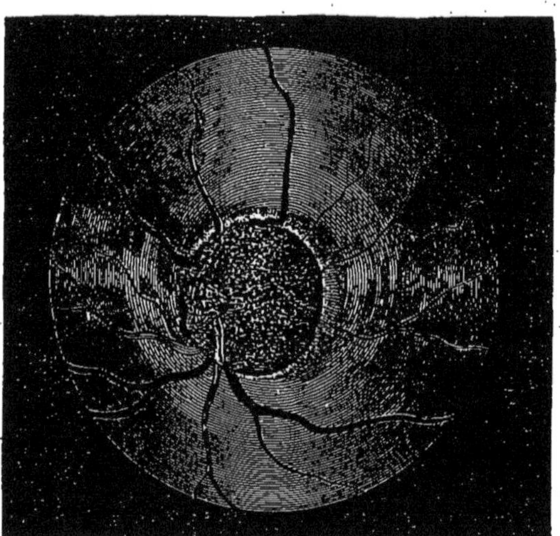

Figure 4.

A dessein, je n'ai pas mentionné une forme particulière de glaucome non inflammatoire, parce qu'elle a été considérée longtemps comme distincte des autres formes, et que de Graefe lui-même, lui ayant assigné une place à part dans le cadre nosologique, l'avait décrite sous le titre d'*amaurosis cum excavatione papillæ*.

L'excavation de la papille, en effet, est souvent le seul signe qu'on observe ; cela paraît constituer l'unique altération. Des troubles passagers de l'humeur aqueuse, à peine marqués, une paresse inaccoutumée de l'iris, à cela près se réduit toute la symptomatologie extérieure de cette singulière affection.

L'attention du malade ne serait pas le plus souvent éveillée, sans la diminution progressive du champ visuel. Celle-ci, liée à la tension intra-oculaire qui comprime les éléments rétiniens dans leur portion périphérique, s'opère graduellement, dans tous les sens à la fois, au lieu de débuter comme à l'ordinaire par le côté interne : le rétrécissement est concentrique. Le refoulement de la papille est tellement prononcé, que les vaisseaux qui en sortent se recourbent presqu'à angle droit, et que cette disposition est parfois le seul signe caractéristique qui permette de distinguer le glaucome simple de l'excavation atrophiques Le déplacement parallactique de l'image que l'on obtient, en imprimant de légers mouvements de latéralité au verre convexe dans l'examen ophthalmoscopique, rend compte de la profondeur de l'excavation qui est d'ailleurs en rapport avec la durée de la pression.

Si l'on a peu insisté sur l'exagération de tension dans le glaucome chronique non inflammatoire, il faut penser que les observateurs, habitués à regarder la maladie comme une simple amaurose, ont négligé l'investigation de cet élément. La dureté du globe oculaire s'accroît insensiblement, il est vrai, mais elle ne laisse pas que d'atteindre, au moment de la perte complète de la fonction visuelle, un degré presque aussi élevé que dans les autres formes. J'a eu récemment l'occasion de voir un cas très-intéressant à la clinique du Dr Galezowski. Malheureusement je regrette de ne pouvoir en donner l'observation complète. Le malade qui était très-pressé ce jour-là, me promit de revenir la semaine suivante pour se soumettre à un examen détaillé, et me faire l'histoire sa maladie ; je ne l'ai pas revu ; je cite donc de mémoire.

C'était un jeune homme de 25 à 30 ans, solidement bâti, n'offrant pas la moindre trace d'anciennes affections oculaires ; je l'interrogeai au point de vue de sa santé générale, et il me déclara jouir d'une parfaite santé. Depuis quelques mois, dans l'exercice de sa profession qui demande une attention soutenue (il me semble bien lui avoir entendu dire qu'il était graveur), il s'est aperçu que sa vue du côté de l'œil droit baissait insensiblement, et qu'il ne distinguait plus aussi facilement le détail des objets. Ces troubles ne l'inquiétèrent point cependant, et il ne commença à se préoccuper qu'au bout de deux ou trois mois, lorsque sa vue se trouva affaiblie au point de l'empêcher de se livrer à ses travaux habituels : et d'ailleurs, à ce moment, de légers symptômes survinrent du côté de l'œil gauche. Pensant qu'il s'agissait peut-être d'une amblyopie toxique, j'interrogeai le malade sur ses habitudes. Il me répondit qu'il fumait, à la vérité, mais avec beaucoup de modération, et qu'il n'avait jamais fait le moindre excès alcoolique.

Je pratiquai aussitôt l'examen à l'ophthalmoscope ; la pupille était dilatée ; ce symptôme frappa tout d'abord mon attention, et je remarquai une certaine paresse de l'iris à l'action de la lumière, projetée sur l'œil au moyen de la lentille convexe. La papille, à l'image renvervée, m'apparut blanche, excavée ; les vaisseaux étaient tortueux et recourbés ; nettement dessinés sur le bord du nerf optique, ils se montraient voilés sur la surface même de la papille. Evidemment il n'y avait pas de doute sur l'existence d'une excavation ; mais de quelle nature était-elle ? J'avoue que je n'hésitai pas, après cet examen fort incomplet du reste, à porter le diagnostic *excavation atrophique*. L'idée ne me vint pas d'une autre lésion. Le Dr Galezowski, qui examina le malade bientôt après, et plus complétement, ne fut point de mon avis et il se prononça en faveur d'une excavation glaucomateuse. En effet, quoique les milieux de l'œil ne fussent en rien troublés, quoique le malade n'accusât ni cercles d'irisations, ni douleurs périorbitaires ; que l'aspect extérieur de l'œil n'eût subi aucune modification, certains signes venaient à l'appui de cette opinion. Et d'abord c'était l'immobilité presque absolue de l'iris, en soulevant et en abaissant alternativement la paupière, immobilité que j'avais remarquée sans y insister ; puis la profondeur de l'excavation à l'examen ophthalmoscopique, les vaisseaux ne se recourbant pas à angle très-obtus, comme dans l'excavation atrophique, mais à angle presque droit ; enfin c'était un signe, le plus important de tous, que j'avais oublié de noter : l'augmentation de la tension oculaire. Dès que je palpai avec le doigt le globe de l'œil, il ne me fut pas difficile de constater une dureté anormale qui l'emportait de beaucoup sur celle du côté opposé. Du côté gauche, la tension était, à peu de chose près, physiologique ; la pupille, quoique moins dilatée que celle de l'œil droit, était paresseuse à l'action de la lumière, et enfin l'examen à l'image renversée démontra l'existence d'une excavation au début. Plus de doute : c'était bien à un glaucome chronique double, très-avancé à droite et commençant à gauche, que nous avions affaire ; l'esprit ne pouvait s'arrêter à une autre hypothèse.

M. Richard (Louis), âgé de 49 ans, demeurant à Saint-Cloz (Charente), vint consulter le docteur Galezowski, le 5 juin 1868, pour un affaiblissement progressif de la vue dans les deux yeux, qui s'est déclaré depuis plus de cinq ans. Il n'a jamais ressenti de douleurs ; mais, au début de la maladie, et pendant un an, il a vu des cercles d'arc-en-ciel autour de la flamme de bougie, et il s'est aperçu que l'état de sa vision était moins mauvais le matin que le reste du jour. De l'œil gauche il peut lire, avec le n° 10 convexe, le caractère n° 10 de l'échelle de Giraud-Teulon ; de l'œil droit, il peut à peine compter les doigts, et son champ visuel interne et supérieur est sensiblement rétréci. Les deux yeux sont plus durs qu'à l'état normal ; les vaisseaux ciliaires antérieurs paraissent un peu engorgés ; Quant à la cornée et à l'iris, ils ne présentent pas de changement appréciable ; la cornée conserve toute sa sensibilité et n'est point chagrinée ; la pupille est normale, se contracte et se dilate régulièrement. A l'examen ophthalmoscopique, on constate une excavation des deux papilles, qui sont en même temps très-blanches, et près de leurs bords, les vaisseaux forment des crochets caractéristiques. Pourtant, il y a une telle ressemblance avec l'atrophie simple, que quelques chirurgiens, que le malade a consultés, ont repoussé l'idée d'un glaucome. Le 6 juin, l'opération d'iridectomie est pratiquée sur les deux yeux, dans la partie interne et inférieure. Le 8 juin, la plaie est réunie, et on constate un peu de chémosis séreux. Le 9, le chémosis disparaît. Le 15, la densité de l'œil est diminuée, et le malade distingue un peu mieux.

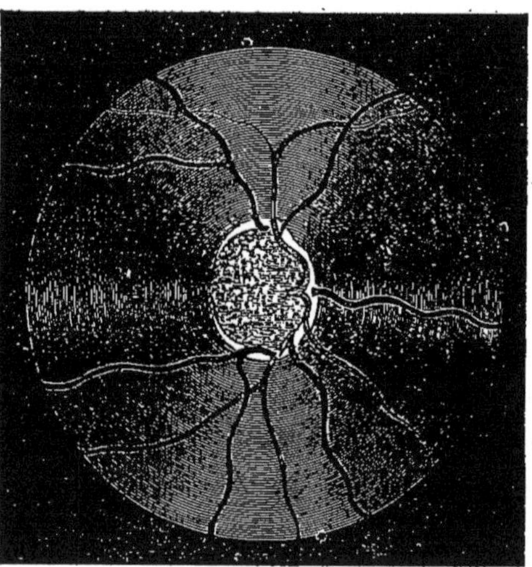

Figure 5.

Dans un chapitre précédent, j'ai touché à l'influence qu'exercent, par leur compression sur l'iris ou sur le cercle ciliaire, les masses cristalliniennes gonflées, soit à la suite d'un traumatisme du cristallin, soit à la suite d'une discision trop étendue. Je n'y reviendrai pas. Je ne parlerai pas non plus des déplacements où le cristallin luxé, avec ou sans déchirures de la capsule, pénètre dans le corps vitré, est entraîné au devant de l'iris ou vient se placer sous la conjonctive.

On comprend combien graves peuvent être les désordres que l'interversion de cet organe apporte dans l'intérieur de l'œil, quelle gêne de la circulation et quel trouble des fonctions nutritives il doit engendrer. Chaque fois, en effet, qu'à la suite d'une opération de cataracte, les débris de la corticale sont restés dans l'œil, ce qu'il faut craindre surtout, l'accident contre lequel il est nécessaire de se prémunir, c'est l'explosion de phénomènes inflammatoires du côté de l'iris. Combien pareil accident est plus à redouter, quand le cristallin, sorti de sa capsule, se luxe dans la chambre antérieure, par exemple, et vient se mettre en contact forcé avec l'iris. Règle générale, lorsque l'iris subit le contact trop prolongé d'un corps étranger (et ici le cristallin joue le rôle de corps étranger), il faut se tenir en garde contre l'imminence d'une iritis ou d'une irido-cyclite. De là au glaucome secondaire, il n'y a pas loin. De Graefe a observé un grand nombre de cas de lésions accidentelles du cristallin, et, par la série de phénomènes qui se sont développés à la suite de ces traumatismes variés, il a été autorisé à conclure à l'existence de glaucomes spéciaux, auxquels il a donné le nom de glaucomes traumatiques. Dans les cas de discision de la capsule, par exemple, « pendant le gonflement de la lentille, mise en rapport avec les milieux de l'œil, le bulbe devient dur ; s'il existait des cicatrices de la cornée, elles deviennent proéminentes. Cette membrane accuse une grande sensibilité ; la chambre antérieure s'aplatit, l'iris se décolore, bien qu'on n'y remarque pas les signes d'une hypérémie inflammatoire. Il se montre, là où il y avait des synéchies postérieures, une tendance à former des rétractions, des encoches ; de sorte que, pour un homme habitué, l'iridoplégie sera facile à diagnostiquer. Si le cas permet d'examiner le champ de la vision, on trouvera déjà un rétrécissement latéral, tandis que la vision centrale sera nette. Si la diffusion du cristallin est plus forte, ce rétrécissement sera moins facile à constater. Si l'on ne fait pas intervenir une opération, on trouvera, après la résorption de la lentille, une papille nette, mais la vision sera nulle ou presque nulle. Les symptômes infl ammatoires qui avaient existé disparaissent, et il ne reste qu'un certain degré d'irritation et une iridoplégie. On s'expliquait la cécité dans ces cas-là par une irritation de la choroïde et une choroïdite consécutive, par des épanchements dans le fond de l'œil, des décollements de la rétine, etc.

« De tout cela, cependant, on ne rencontre rien, mais on trouve une excavation du nerf optique, et celle-ci survient de la manière suivante : à la suite de l'irritation par la lentille gonflée, il se fait un état de congestion interne et d'hypersécrétion du liquide du corps vitré, qui produit une augmentation assez prolongée de la pression intra-oculaire et à la suite une excavation. Si l'on fait intervenir une nouvelle opération (extraction de la lentille, excision de l'iris), on voit disparaître le danger imminent, absolument comme dans la première période du glaucome ; mais, si cet état a persisté pendant quelque temps, il en résultera souvent un rétrécissement du champ de la vision et une altération de la papille, comme on les rencontre aussi dans une période avancée du glaucome. J'ai étudié ceci d'une manière approfondie dans des cas de discision de cataracte et de cataracte traumatique. »

Les lésions de la sclérotique, membrane qui a des rapports si étroits avec la choroïde, commencent généralement par une injection périkératique localisée, qui se dessine rapidement et prend la forme d'une petite bosselure. C'est l'épiscléritis. La maladie ne tarde pas à gagner en profondeur, en même temps qu'elle s'étend en surface. Quelques signes inflammatoires du côté de l'iris et de la choroïde, et de nouveaux centres de vascularisation apparaissent. La circulation, gênée à l'intérieur de l'œil, provoque un excès de tension du globe, et, lorsque la période aiguë de la maladie cesse, les bosselures, au lieu de s'affaisser, tendent, au contraire, à prendre un plus grand développement ; l'ectasie se prononce, et par transparence on peut apercevoir déjà une coloration bleuâtre à travers les fibres dissociées de la sclérotique. Le staphylome est constitué.

Caractérisée dès le début par une exsudation anomale, des adhérences morbides, le gonflement du corps vitré et un excès de tension intra-bulbaire, la scléro-choroïdite antérieure n'offre en réalité que les signes plus ou moins complets d'une atrophie envahissant les enveloppes de l'œil. Toutes les membranes, atteintes à des degrés variables, subissent des altérations régressives ou la perte de leurs éléments de structure. C'est la rétine qui, réduite parfois à une simple trame cellulaire, accompagne la choroïde, dans son mouvement d'expansion, ou libre d'adhérences, flotte comme un voile membraneux au-devant de l'entonnoir staphylomateux. C'est la choroïde qui a perdu la totalité ou une partie de ses cellules de pigmentation, irrégulièrement dispersées, et qui ne présente plus qu'une sorte de trame élastique, attachée au tissu scléral, la couche chorio-capillaire et le stroma étant atrophiés ou complétement détruits.

C'est enfin la sclérotique qui se montre sous l'aspect de saillies ectatiques particulièrement situées sur le trajet des vaisseaux et des nerfs ciliaires, ou qui, cédant à la pression interne, dans le point correspondant au canal de Schlemm, se dilate circulairement, et n'offre plus qu'un staphylome annulaire embrassant le limbe conjonctival.

Pendant ce temps, d'autres tissus participent également à ces altérations. Le corps vitré se trouble légèrement et se liquéfie; les nerfs ciliaires subissent des tiraillements et les vaisseaux sont comprimés. L'iris contracte des adhérences avec le cristallin, et le cristallin lui-même, à la suite d'une altération de la zonule de Zinn, se détache et peut se porter en avant ou dans les parties profondes de l'œil. Il n'est pas rare non plus d'observer une excavation de la papille.

Les phénomènes subjectifs que les malades éprouvent, tels que les sensations lumineuses, éclairs ou étincelles, sont suffisamment expliqués par la compression des éléments rétiniens. Les troubles de l'humeur aqueuse et les opacifications légères du corps vitré, au début de l'affection, rendent compte des altérations de la fonction visuelle, comme aussi l'allongement de l'axe antéro-postérieur de l'œil dévoile la cause de myopie excessive, accusée dans certains cas. En général, la maladie qui est propre au sujet myope ou que l'on a considérée comme étant l'apanage du lymphatisme ou du vice scrofuleux, affecte une forme lente, et incommode à peine ceux qui en sont atteints. Dans quelques conditions néanmoins, le développement de la scléro-choroïdite est rapide, presque soudain. Les fonctions visuelles alors s'altèrent considérablement, le globe devient le siége d'une tension démesurée, et la compression des nerfs ciliaires qui marchent à l'atrophie, occasionne d'insupportables névralgies. La capacité de l'œil est toujours sensiblement augmentée, mais, dans tous les cas, quels que soient la forme et le volume de l'ectasie générale ou du staphylôme partiel, il existe constamment des modifications apportées par l'action des muscles droits. La sclérotique ne cède pas dans les points renforcés par les tendons et la pression musculaire ; elle se distend dans les portions libres. Aux insertions musculaires correspondent donc des dépressions plus ou moins marquées, suivant le degré du staphylôme ; aux autres parties correspondent des saillies ectatiques.

La distension de la sclérotique ne marche pas de pair avec les symptômes inflammatoires. Le plus souvent, l'affection reste stationnaire et ne présente que les petites bosselures du début, pendant la marche ascendante de la phlegmasie. Et même, lorsque cette dernière s'est amendée, un temps d'arrêt complet se produit le plus souvent dans l'évolution du staphylôme. Et ce n'est généralement qu'au bout de quelques mois, que les limites circonscrites s'effacent peu à peu, que les petites saillies isolées se rapprochent. La distension, en un mot, s'accentue de jour en jour, jusqu'à ce que l'œil se transforme en une masse staphylomateuse.

Staphylôme postérieur (scléro-choroïdite postérieure de Graefe). La pathogénie du staphylôme postérieur est essentiellement obscure. D'après les uns, l'origine de cette ectasie doit être rapportée à une inflammation ; pour les autres, la lésion est congénitale et héréditaire. Je laisse de côté des opinions trop controversées, dont l'examen n'entre ni dans le sujet, ni dans les limites de mon travail. Ce que je veux signaler seulement, c'est un état particulier de la choroïde chez quelques myopes. Dans des cas rares, la choroïde, offre, en effet, une disposition spéciale. Au lieu de se terminer à la papille et d'en embrasser les contours, elle s'arrête quelquefois à une certaine distance, dans le point correspondant à la portion externe du nerf.

Là, elle forme un croissant dont les bords sont accusés et pourvus de pigmentation (*hiatus sclérotical de Ammon*). C'est cette particularité anatomique qui constitue, sinon le staphylôme, puisqu'à l'absence de la choroïde ne corespond pas toujours l'ectasie scléroticale, du moins la disposition au staphylôme.

Mais est-ce là le signe caractéristique de la myopie congénitale ? On rencontre des yeux absolument emmétropes qui offrent cette particularité. Quoi qu'il en soit, dans les yeux myopes où le croissant atrophique s'est développé, l'examen ophthalmoscopique nous révèle fréquemment des altérations caractéristiques de la myopie progressive. A côté de l'arc staphylomateux préexistant, un second arc, analogue au premier, seulement à bords moins accusés, apparaît. C'est la distension de la choroïde et de la sclérotique qui s'opère. Par quel mécanisme celle-ci a-t-elle lieu ? Quel est le facteur responsable ? Et pourquoi ce lieu d'élection à la partie externe de la papille ?

M. Giraud-Teulon attribue le siége du staphylôme à l'action antagoniste des muscles obliques et des droits internes. Voici comment Schweigger (1), d'un autre côté, l'explique : « Le globe de l'œil ne rencontre, pendant le mouvement qu'il accomplit dans la capsule de Ténon, de résistance notable qu'au niveau du nerf optique, et il y là une disposition qui mérite de fixer l'attention. L'œil est forcé d'entraîner le nerf optique dans tous ses mouvements, ce qu'il ne peut faire sans vaincre une certaine résistance, quelque minime qu'elle soit.

« Comme le nerf optique s'insère en dedans du pôle postérieur, la résistance dont nous parlons est nécessairement d'autant plus grande que la convergence des axes optiques est portée plus loin, et que par conséquent, le pôle postérieur est plus déplacé en dehors. Si cet effet mécanique est insignifiant pour les yeux qui n'offrent pas d'anomalie, il n'en est pas ainsi lorsqu'il s'agit d'yeux myopes, où la sclérotique est mince, extensible, et qui, lorsque le sujet s'applique, sont exposés à de fréquents efforts de convergence. » Je doute que cette théorie, très-subtile, soit suffisante pour expliquer le phénomène en question.

Tandis que l'augmentation de pression intra-oculaire rend compte du refoulement de la choroïde et de la sclérotique, l'accommodation détermine elle-même le point où doit se concentrer cette pression et produire le staphylôme. Ce point correspond au pôle postérieur de l'œil du côté de la macula. En effet, dans les efforts que fait le myope pour réunir les rayons lumineux sur la rétine, dans la vision de près, les muscles, en se contractant, pressent sur la partie équatoriale du globe et tendent à l'allonger. La sclérotique résiste là où elle est douée d'une certaine épaisseur, elle cède dans le point le plus faible, c'est-à-dire là où les vaisseaux qui la traversent lui enlèvent de son homogénéité, partant de sa résistance. Or, ce point de résistance moindre est celui qui correspond précisément au siége de l'ectasie.

Dès le début de la scléro-choroïdite postérieure, l'hyper-

(1) Arch. für Augenkeitkunde.

sécrétion est manifeste, et la pression interne à partir de ce moment, ne cesse de lutter contre la résistance des enveloppes. Les tiraillements de la choroïde, qui en sont la conséquence, provoquent à la longue des adhérences de cette membrane à la sclérotique. Où faut-il chercher la cause de cette hypersécrétion? Est-ce dans les altérations fonctionnelles de cette membrane, résultant de changements anatomiques? Ici, nous manquons de l'élément primordial qui sert à expliquer l'augmentation de la pression, l'état inflammatoire des membranes amenant une transsudation séreuse à travers les parois vasculaires. Pour ceux, en effet, qui refusent au staphylôme postérieur toute participation à un travail morbide inflammatoire (et l'examen des altérations du début peut, jusqu'à un certain point, justifier cette opinion), quel sera l'élément générateur de cette sécrétion anormale? Peut-être, sera-t-il à chercher dans la tension accommodatrice nécessaire à l'adaptation de l'œil? Pendant qu'il y a convergence pour la vue des objets rapprochés, les efforts synergiques de l'accommodation, la contraction du muscle ciliaire, ne peuvent se produire sans qu'il y ait une gêne apportée dans la circulation des veines choroïdiennes. « Par suite de cette stase veineuse, la sécrétion des liquides intrà-oculaires et la pression interne de l'œil doivent augmenter nécessairement. Tous les phénomènes congestifs sont encore aggravés par une *position inclinée de la tête* habituelle aux myopes, obligés de rapprocher leurs yeux des objets qu'ils regardent, et par la position-courbe du corps, dans laquelle les viscères abdominaux sont comprimés, ce qui dispose aux congestions vers la tête » (1).

Quand la myopie est progressive, on rencontre fréquemment des altérations dans la consistance du corps vitré. Il est presque toujours liquéfié; de nombreuses opacités flottantes y apparaissent; elles sont presque toujours dues à des épanchements de sang qui viennent de la choroïde.

(1) Meyer, Réfraction et accommodation.

Piéchaud.   7

Chez les personnes âgées, où les tissus fibreux sont rigides, la sclérotique ayant perdu comme eux une partie de son élasticité, une myopie excessive peut être cause d'un glaucome consécutif. C'est encore la pression intra-oculaire qui joue le rôle prépondérant dans le développement de cette complication. Car, ne pouvant plus agir sur l'enveloppe fibreuse qui résiste anormalement, cette pression se porte sur la papille, et l'excavation a lieu.

Un des accidents les plus redoutables est le décollement de la rétine. Le cas frappant, publié dernièrement par mon ami le Dr Galezowski, ne saurait être attribué à une autre cause que la myopie. C'était un décollement bilobaire, survenu chez un jeune homme de 22 ans. A ce que raconte le malade, il était toujours obligé de regarder de très-près, pour distinguer nettement les petits objets, ce qui fait supposer qu'il était myope. Mais jamais il n'avait attaché d'importance à cet état de sa vision, qui était bien suffisante pour les travaux grossiers de la campagne. Il y a un an, il perdit subitement la vue de l'œil droit, et cela sans douleur, sans aucun phénomène précurseur. Son œil gauche était pourtant bon, lorsqu'il y a trois mois, en travaillant aux champs, il s'aperçut qu'il commençait à faiblir. Peu à peu les mouches commencèrent à paraître, elles devinrent de plus en plus nombreuses, la vision se troubla considérablement.

L'examen, pratiqué le 25 septembre, a permis de constater la présense d'une si grande quantité d'épanchements dans le corps vitré, que tout le fond de l'œil était presque noir. De son œil droit, le malade distinguait encore l'ombre des gros objets, mais son champ visuel était totalement aboli en haut; du côté externe il n'était conservé que sur une étendue de 6 centimètres; en bas il mesurait 25 centimètres, en dedans 4 centimètres. L'ophthalmoscope fit reconnaître un large décollement de la rétine bilobaire, situé dans toute la partie inférieure. A l'image renversée, on voyait deux lobes de la rétine décollée s'approcher de la papille; cette dernière paraissait nuageuse à travers de très-nombreux flocons.

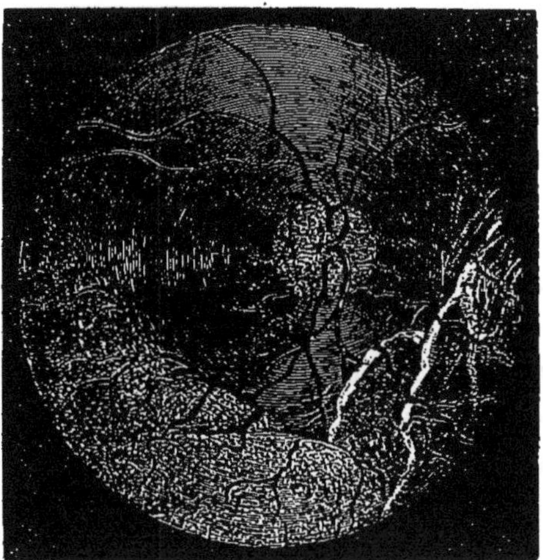

Figure 6.

Si je cite ce fait, c'est qu'ayant examiné le malade à son arrivée, j'ai porté particulièrement mon attention sur l'état de consistance des yeux. L'œil gauche, comme il est dit plus haut, était ramolli; mais l'œil droit présentait une certaine dureté; on aurait pu croire au premier abord que la tension était physiologique; cependant des attouche-ments répétés me convainquirent qu'il y avait une sensi-ble augmentation de tension, malgré la diffluence très-pro-noncée du corps vitré. Evidemment la pression avait dû avoir une influence marquée sur la production de ce décol-lement.

De quelques affections cornéennes. — Le staphylôme de la cornée, consécutif à la cicatrisation d'une plaie de cette membrane, ne reconnaît pas d'autres causes qu'une exagé-ration de tension. Voici, dans la plupart des cas, par quel mécanisme la lésion se produit : Quand la perforation a lieu, l'iris, entraîné en avant par le flot de liquide qui s'échappe, vient se mettre en contact avec les lèvres de la plaie où il reste enclavé : au bout d'un certain temps, les tiraillements de cet organe irritent les nerfs ciliaires, et l'hypersécrétion se développe.

L'augmentation de pression interne porte sur les enveloppes et tend à exagérer leur distension. Le point cicatriciel de la cornée, résistant moins que les autres parties, cède à cette pression, les fibres se dissocient, s'écartent, et le staphylôme se déclare. Pendant ce temps, la cause première continue d'agir, de là l'explication de l'augmentation incessante du volume de la tumeur.

Il n'en est pas toujours ainsi cependant, et il est fréquent d'observer des pertes de substance, même assez étendues, compliquées de prolapsus de l'iris, qui ne sont suivies d'aucune espèce de saillie ; il n'est pas rare également de rencontrer des staphylômes cornéens qui restent limités à une petite surface, qui est la portion cicatricielle. En effet, si la pression interne est énergique, toutes les parties transparentes de l'organe participent plus ou moins à la distension ; si, au contraire, cette tension est relativement peu considérable, elle ne porte pas sur les parties saines de l'organe au point de les distendre, ou les tiraillements de l'iris ne provoquent qu'une faible irritation des nerfs ciliaires, et l'ectasie se circonscrit à la portion altérée. Ce qui prouve bien que l'excès de tension oculaire agit dans le développement du staphylôme et agit seule , c'est que, pendant qu'il est en voie de formation, le malade accuse des troubles visuels et que l'examen ophthalmoscopique démontre fréquemment l'existence d'une excavation papillaire. Presque jamais la sclérotique n'est envahie, quel que soit d'ailleurs le degré de l'ectasie. Par contre, le cristallin, dépourvu de son point d'appui sur l'iris , est détaché avec la capsule de ses insertions, finit par se résorber après la destruction de son enveloppe, ou bien subit la dégénérescence calcaire de ses éléments.

Au mois de mai dernier, j'ai eu à examiner, à Chalais (Charente), la dame M..., âgée de 44 ans, qui avait été atteinte, deux ans auparavant, d'un glaucome inflammatoire chronique double. A cette époque, un praticien distingué, M. le docteur Sous (de Bordeaux) qui l'avait traitée, avait jugé opportun de lui faire l'iridectomie aux deux yeux. Le résultat fut assez satisfaisant au début, autant que j'ai pu en juger par les réponses de la malade; dans tous les cas, il ne fut que passager; les névralgies disparurent, mais la vision ne tarda pas à se perdre.

Depuis lors, les deux yeux avaient été le siége de poussées inflammatoires successives ayant altéré le poli de la cornée, qui, du côté droit, se présentait sous forme d'une tache blanche, aplatie, allant jusqu'à la périphérie et se confondant presque avec la sclérotique, du côté gauche offrant un leucome central derrière lequel on apercevait, avec des débris de cristallin visibles en haut, l'iris adhérent sur une large surface. Du reste, toute perception lumineuse était abolie du côté de l'œil droit qui était en partie atrophié. Mais la malade, de son œil gauche, distinguait encore faiblement le jour de la nuit et possédait une certaine faculté d'orientation. D'ailleurs, la cornée était transparente dans une petite portion inférieure et interne et un peu également en haut, où il existait un vestige de la chambre antérieure.

Tout espoir étant perdu depuis longtemps pour la malheureuse femme, il fallait tenter quelque chose. Je me décidai, non à pratiquer une pupille artificielle, mais à débarrasser l'œil des débris cristalliniens qui encombraient le champ papillaire, quitte à songer plus tard à ouvrir un chemin aux rayons lumineux. Je ne voulus pas faire l'opération dans l'endroit que je réservais à l'établissement ultérieur de la pupille; et d'ailleurs mes tentatives d'extraction eussent été probablement infructueuses, puisque les débris du cristallin s'étaient amassés en haut, où ils avaient pris la place de la portion d'iris enlevée autrefois. C'est là que je choisis mon emplacement pour l'opération.

Avec l'aide du D' Guiet, médecin de la malade, et de mon ami, le D' Ruaux, je fis une incision à 1 millimètre environ du bord sclérotical, à la partie supérieure, au moyen du couteau lancéolaire. Il m'eût été impossible de pénétrer avec tout autre instrument, à cause de l'absence de chambre antérieure. J'essayai vainement, par une pression douce sur la sclérotique avec la curette, de faire sortir les débris du cristallin. Je pris alors une pince courbe à iris et allai à leur recherche. Après une première tentative infructueuse, je parvins à saisir un petit débris, de la grosseur d'un grain de millet, que j'eus assez de peine à retirer, à cause des adhérences qu'il avait contractées avec l'iris. Dans une troisième manœuvre, je ramenai au bout de ma pince un autre débris, cette fois de la grosseur d'une petite lentille, dont les bords seulement étaient légèrement échancrés et qui ressemblait, par son aspect, au noyau du cristallin Je m'en tins là.

Huit jours plus tard, je revis la malade ; la petite plaie était cicatrisée ; à peine existait-il une légère rougeur de la conjonctive dans le point correspondant. Quoique toute trace d'inflammation eût disparu, je ne crus pas devoir tenter une seconde opération à un intervalle aussi rapproché, et je remis à une époque plus éloignée l'établissement de la pupille artificielle. J'ai examiné les débris du cristallin qui ont été extraits. Ils étaient jaunâtres, mais avaient une consistance qui ne ressemble pas à celle des cataractes séniles. Au lieu de se laisser écraser par le doigt, de se réduire en pulpe, ils résistaient et ne se laissaient que difficilement déchirer par l'ongle. En un mot, ils étaient dépourvus de toute friabilité et assez analogues à une substance racornie élastique. Autant que j'ai pu en juger à l'œil nu, ces débris n'avaient point atteint la dégénérescence crétacée, mais, évidemment, ils étaient altérés ; les

tubes creux du cristallin avaient dû subir un changement
de structure ou une désorganisation, et ils avaient été remplacés par des éléments nouveaux.

Il est inutile de répéter ici tout ce que j'ai dit à propos
des autres maladies hydrophthalmiques ; on comprend qu'il
faut s'attendre à voir se développer, par le fait de la compression interne, des accidents nombreux du côté des membranes. Non-seulement le staphylôme s'enflamme et s'ulcère, une nouvelle ectasie survient ou l'œil se vide, mais
encore la rétine et la choroïde subissent à la longue un
travail inflammatoire lent, qui se manifeste, soit par des
dépôts de pigment et des extravasations sanguines dans
l'intérieur de l'œil, soit par des ruptures de vaisseaux et des
hémorrhagies, et amène consécutivement l'atrophie ou la
désorganisation complète de ces membranes.

Le staphylôme n'est pas fatalement progressif ; parfois il
reste stationnaire : c'est lorsque l'iris, longtemps tiraillé, a
fini par s'atrophier. La source de l'hypersécrétion se trouve
désormais tarie et la distension s'arrête.

Cornée globuleuse. — Désignée autrefois sous le nom
d'*hydropisie de la chambre antérieure*, cette affection succède habituellement à des inflammations chroniques, pus-
tules de la conjonctive ou granulations, qui altèrent légèrement la transparence de la cornée et détruisent l'homogénéité
de cette membrane. Toujours le même mécanisme générateur. Ici pourtant, il ne se produit pas, au moins dans quelques cas, d'hypersécrétion anormale. L'augmentation de
tension n'est que relative. Si la cornée a perdu une partie de
sa résistance, toute pression, même physiologique, venant de
l'intérieur de l'œil, ne sera pas équilibrée par une force
égale ; il y aura excès relatif de la tension oculaire. Et comme
la cornée a été le siége d'altérations, non plus sur un point
déterminé de sa surface, mais sur tous ses points à la fois,
elle subira une distension d'autant plus grande que ses

altérations auront été plus profondes. C'est ce qui explique ces difformités hideuses connues sous le nom de buphthalmies, où l'œil est quelquefois tellement exagéré de volume, que les paupières ne parviennent plus à le recouvrir.

La capacité de la chambre antérieure est considérablement augmentée, et l'iris devient paresseux ou immobile. Ce qu'il y a de remarquable dans cette maladie, c'est la transparence parfaite de la cornée, si on considère les opacifications préexistantes. Peut-être doit-on expliquer la disparition de ces dernières par l'éclaircissement ou la dissociation des fibres cornéennes.

Kératoconus. — Je ne cite que pour mémoire cette affection singulière dont on n'est pas encore parvenu à saisir le mode de développement et qu'on explique par un simple défaut d'équilibre entre la pression interne et la résistance extérieure.

CHAPITRE IV.

EFFETS PATHOLOGIQUES DE LA PRESSION INTRA OCULAIRE.

La symptomatologie des affections hydrophthalmiques peut se ranger en deux groupes principaux : les signes physiques et les troubles fonctionnels.

A la première catégorie, appartiennent toutes les altérations et tous les changements morbides que les différents moyens explorateurs que nous possédons permettent de découvrir.

La deuxième catégorie embrasse, en même temps que les symptômes accusés par le malade, toutes les modifications fonctionnelles survenues dans l'organe de la vision.

Ayant traité déjà sommairement ces différents points, je me borne à les grouper ici et à mettre en relief les plus importants. Comme tous ces symptômes morbides sont le résultat de la pression intra-oculaire, je les décris sans m'arrêter aux modifications qu'ils subissent, suivant les différents états inflammatoires ou les diverses maladies.

Signes fonctionnels. — Ils consistent d'abord dans les troubles de la vision. Le premier symptôme est une presbytie qui augmente insensiblement. Les malades, particulièrement ceux qui s'appliquent à des travaux fins, s'aperçoivent qu'ils ne distinguent plus aussi nettement les objets à la distance ordinaire, et on constate chez eux une véritable hypermétropie. Quand ils regardent la flamme d'une bougie, celle-ci paraît entourée d'un cercle d'irisation, phénomène que de Graefe attribue à une innervation pathologique de la rétine, mais qu'on rencontre également dans certaines affections lacrymales et le catarrhe conjonctival, où il dépend d'une tout autre cause, étant produit dans ce cas par des couches de larmes accumulées sur le bord des paupières et formant sur la cornée des prismes qui décomposent les rayons lumineux.

Déjà à cette période surviennent quelquefois des troubles légers de l'humeur aqueuse, qui peuvent expliquer ces obscurations passagères intermittentes dont se plaignent les malades. L'iris devient paresseux ; il ne se contracte que mollement sous l'action de la lumière, et du côté du champ visuel, il n'est pas rare d'observer déjà, sinon un rétrécissement, du moins une inégalité des impressions excentriques.

Les douleurs névralgiques marchent de pair avec les obscurcissements. Elles se montrent sous forme d'attaques assez régulières, et se localisent au front, aux tempes ou s'irradient sur le trajet des branches de la cinquième paire. Comme, à ce moment, le malade se plaint presque toujours d'un sentiment de tension du côté du globe et que d'ailleurs cet organe accuse au toucher une consistance anormale, on peut vraisemblablement supposer que ces douleurs sont dues à la compression des nerfs ciliaires.

La dilatation de la pupille tient sans doute à un commencement d'iridoplégie et la presbyopie ne saurait dépendre que d'une augmentation de pression intra-oculaire se traduisant par un aplatissement léger de la cornée. A l'égard des chromopsies, il ne faut pas voir en elles, le résultat d'une diffraction irrégulière ou d'un trouble survenu dans l'accommodation, mais accuser des altérations pathologiques de la rétine développées par un excès de compression interne ; le même phénomène ne se produit-il pas, chaque fois qu'une pression exercée sur la sclérotique d'un œil sain détermine une exagération relative de la tension oculaire ?

Cette période peut avoir une durée fort longue ou passer presque inaperçue. Sous l'empire de causes qui échappent à l'observateur, le malade est pris tout à coup de douleurs internes, qui s'irradient au pourtour de l'orbite ou suivent les branches de la cinquième paire et se localisent dans quelques points particuliers, le front, la tempe, le nez, la joue ; mais elles peuvent se présenter sous forme d'hémicrânies ou même envahir tout un côté de la face ; elles ont lieu le plus souvent par crises périodiques survenant le soir, ou le matin, ou dans la nuit. Le réseau vasculaire sous-conjonctival s'injecte, et un épiphora abondant se déclare ; il survient un trouble diffus de la chambre antérieure et parfois une obnubilation très-marquée de la surface cornéenne postérieure. Si, à ce moment, on examine les fonctions visuelles, on peut constater la perte complète de la vue ; mais dans les cas moins malheureux cependant, on n'observe qu'un simple affaiblissement. Ce qu'il y a de plus frappant, c'est que le champ visuel est resté le même, ou n'a perdu qu'une très-petite partie de son étendue. Cette permanence de l'état stationnaire, après une crise quelquefois très-intense, s'explique par la rétrocession des phénomènes inflammatoires ou une rémission temporaire plus ou moins complète. En effet, ou bien les crises disparaissent entièrement, et si les altérations ne sont pas trop prononcées, la fonction visuelle se rétablit totalement ou en partie ; ou bien, l'œil est encore sous l'imminence d'une nouvelle poussée inflammatoire, mais en attendant que celle-ci reparaisse, un calme relatif se rétablit dans l'organe; le malade éprouve du soulagement et n'accuse aucune aggravation dans les troubles visuels. C'est là néanmoins l'exception : au bout d'un certain temps, lors même que la crise douloureuse ne s'est pas reproduite, les altérations fonctionnelles se découvrent et marchent progressivement.

Le champ visuel se restreint. L'altération porte sur la périphérie, c'est le cas ordinaire; toutefois, la vision centrale peut être atteinte dès le début. Il est rare que le rétrécissement s'opère d'une façon uniforme; tandis que le champ périphérique est aboli en bas et sur les côtés, plus souvent du côté interne que du côté externe, l'intégrité de la partie supérieure peut persister un temps plus ou moins long, comme aussi toutes les limites peuvent s'effacer en même temps. C'est dire qu'il n'y a rien d'absolu ou de bien défini à cet égard. Ce qu'il importe de noter, dans l'immense majorité des cas, c'est l'existence de deux zônes, l'une concentrique et répondant à la vision centrale et qui est nette, lumineuse, l'autre qui est excentrique et se montre diffuse, nuageuse, incertaine.

Ces signes, tels que je viens de les énumérer, appartiennent aux affections glaucomateuses proprement dites. Les variations que subissent leur marche et leur intensité doivent naturellement imprimer un cachet spécial à la maladie, qui se révèle alors sous des formes et des types différents. Quoique étant considérées avec raison comme pathognomoniques du glaucome, ces modifications fonctionnelles n'en constituent pas moins une symptomatologie importante pour les autres affections que je continuerai à appeler hydrophthalmiques. Moins prononcées que dans les différents types glaucomateux, à part néanmoins le type chronique non inflammatoire où il y a absence de névralgies ciliaires, elles se présentent toutes; elles forment pour ainsi dire, un tableau complet dans ce groupe de maladies dont l'origine est une lésion de sécrétion. Les nuances en sont simplement atténuées. Pour les résumer . c'est d'abord la compression interne qui ouvre la marche à tous les phénomènes successifs ; puis viennent les modifications de courbure qui entraînent les modifications de fonctions ; les altérations pathologiques des membranes qui amènent les troubles de la vue : cercles d'irisation, étincelles, ou mouches volantes, diminution progressive du champ visuel, et enfin tiraillements des nerfs ciliaires par la compression exercée sur l'iris, d'où photophobie, larmoiement, douleurs circumorbitaires ou névralgies faciales, etc., etc.

Signes physiques. — Pour plus de méthode dans cet exposé, je procéderai de dehors en dedans, me conformant en cela à l'ordre anatomique, c'est-à-dire que j'étudierai d'abord les lésions superficielles, celles qui se montrent à l'œil nu, réservant pour la fin les altérations que découvre l'ophthalmoscope.

Conjonctive bulbaire. — Quand le globe est le siége d'une tension anormale, la conjonctive perd en général la coloration rose qui lui est propre, pour prendre une teinte grisâtre, ardoisée. Les vaisseaux qui la parcourent deviennent saillants, tortueux, et s'infléchissent sur eux-mêmes. Les artères sont diminuées de calibre ; les grosses branches veineuses, au contraire, se dilatent, et, au lieu de se porter directement vers le centre, elles se recourbent à angle plus ou moins aigu, s'anastomosent entre elles, de façon à constituer des arcades, jusqu'à ce qu'elles aient atteint la portion périphérique de la cornée, où elles s'arrêtent. Plus tard, lorsque l'atrophie progressive du tissu cellulaire a accentué la prédominance de la teinte blanche de la sclérotique, le réseau veineux sous-conjonctival se dessine bien mieux. Il se présente sous forme de traînées d'un rouge foncé, qui ressortent d'autant mieux que la teinte nacrée de la sclérotique est plus accentuée. Ces varicosités, surtout très-remarquables sur les bords latéraux du globe, restent limitées à la conjonctive bulbaire et n'envahissent point la cornée. L'obstacle mécanique apporté à la circulation explique très-bien les phénomènes de la dilatation veineuse dans les portions superficielles de la coque oculaire. Par suite de la pression intra-oculaire, le sang ne circule plus aussi librement dans les veines profondes, particulièredans les vasa vorticosa de la choroïde, et le système des vaisseaux ciliaires antérieurs qui débouche dans les vaisseaux des muscles devient leur canal de dérivation. Cette circulation collatérale, développée aux dépens de la circulation des parties profondes du segment postérieur de l'œil, est analogue à l'injection abdominale que l'on rencontre dans l'ascite ou les tumeurs qui opposent une résistance au retour du sang. Rarement la rougeur de la conjonctive bulbaire est assez prononcée pour cacher la teinte normale de la sclérotique. Dans certaines attaques glaucomateuses néanmoins, le réseau sous-conjonctival se développe si bien, les capillaires sont tellement gorgés de sang, que la sclérotique disparaît presque entièrement sous cette rougeur uniforme et que l'on pourrait croire, au premier examen, à l'existence d'une ophthalmie catarrhale. Ces phénomènes d'ailleurs s'accompagnent constamment d'un épiphora abondant et d'un chémosis qui n'affecte jamais que le caractère séreux.

Cornée — Cette membrane, qui. à l'état normal, possède un degré de courbure de dimension moindre que celui de la sclérotique, perd déjà de sa convexité, et il est facile de s'en rendre compte, si on examine alternativement l'œil sain et l'œil malade, non plus d'avant en arrière, comme on le fait habituellement, mais obliquement ou sur les côtés, en ouvrant largement les paupières.

Un moyen d'investigation encore plus précis, c'est de rechercher la grandeur relative des deux images. Si on approche de chaque œil la flamme d'une bougie, il y aura formation d'images sur les cornées, mais la plus grande évidemment sera réfléchie par la surface la moins convexe. S'il était nécessaire, on pourrait même, au moyen de l'ophthalmomètre d'Helmoltz, évaluer mathématiquement le degré de courbure et peut-être trouver le moyen d'apprécier d'une façon indirecte le degré de la pression intraoculaire.

Comme dans les affections glaucomateuses, la diminution de convexité marche parallèlement à un aplatissement de la chambre antérieure, deux phénomènes inséparables, qui indiquent l'existence d'une pression plus exagérée dans le segment postérieur de l'œil que dans le segment antérieur; et c'est cet excès de pression au profit de la membrane hyaloïde qui détermine la projection de l'iris en avant d'où résulte la diminution de la chambre antérieure. Mais, en même temps que le pourtour de la cornée se porte en avant et tend à se confondre avec le rayon de courbure de la sclérotique, il se produit, avec la diminution de la voussure de l'iris, un nouveau changement dans la chambre antérieure, changement qui porte, non plus sur sa capacité, mais sur sa forme.

Dans la plupart des cas, la cornée présente des modifications d'aspect et de texture très-remarquables. Elle a perdu sa transparence et son poli, et elle ressemble à un verre sur lequel on aurait soufflé. La surface est terne, grenue, chagrinée, ce que M. Desmarres explique par la compression interne qui, en distendant la membrane, fait éclater les petites couches épithéliales dont elle est pourvue extérieurement. Par suite de cette compression du tissu cornéen, des troubles de nutrition peuvent survenir : tantôt de petits abcès, sous forme de taches blanchâtres, se montrent dans l'épaisseur de la membrane ; tantôt des plaques ulcératives, qui gagnent en surface, plus rarement en profondeur, s'y établissent et amènent parfois une destruction complète ou une perforation de la membrane. Le cercle brunâtre qui se dessine quelquefois autour de l'anneau sclérotical n'appartient pas plus aux maladies hydrophthalmiques qu'aux affections qui offrent des troubles de la circulation : c'est l'injection du canal de Fontana qui entoure le cercle ciliaire.

Chambre antérieure. — De prime abord, l'aspect terne qui frappe l'observateur pourrait en imposer et faire croire à des troubles de l'humeur aqueuse, lorsqu'il n'y a souvent qu'une simple altération des couches épithéliales de la cornée. Le défaut de limpidité du liquide de la chambre antérieure n'a rien de constant et de très-marqué, quoique les lésions de sécrétion puissent être néanmoins assez profondes pour déterminer parfois une perte absolue de transparence. Son rétrécissement, qui résulte, d'une part, de la voussure de l'iris, de l'autre, de l'aplatissement de la cornée, peut aller jusqu'à la disparition absolue de l'espace circonscrit par ces deux organes. Alors l'iris, propulsé en avant, contracte rapidement des adhérences avec la face postérieure de la membrane transparente, qui sont le point de départ ou une cause aggravante des névralgies ciliaires.

Il est rare que la chambre antérieure conserve ses dimensions normales Le fait s'est observé néanmoins. Dans ce cas, la cornée n'éprouve point de modifications de courbure ou elle n'en éprouve que d'insensibles, et il faut admettre alors une hypersécrétion d'humeur aqueuse : « Si l'iritis domine dans une irido-choroïdite séreuse, la chambre antérieure peut conserver son volume et se remplir d'une sérosité trouble (1) ».

La tendance à la disparition de l'espace occupé par l'humeur aqueuse indique au contraire une diminution progressive ou la résorption de cette dernière.

Iris et champ pupillaire. — Les altérations que subit le diaphragme iridien portent sur son aspect, son étendue, sa position et sa texture.

Le premier symptôme perceptible, en effet, est la perte de la teinte normale, une décoloration soit générale, soit partielle ; la couleur foncée se change en un bleu grisâtre, vineux ou ardoisé, et cela, sans phénomènes inflammatoires, sans les moindres signes d'irritation, comme si les fibres de l'iris avaient subi une macération prolongée. Par places, se montrent encore les teintes brillantes de l'organe ; mais, çà et là, apparaissent des plaques plombées et sales, surtout très-prononcées au niveau des insertions iridiennes.

La couleur verdâtre du fond de l'œil se prononce surtout, lorsque l'iris a perdu une grande partie de ses éléments de pigmentation, que sa trame est mise à nu et que des dépôts fibro-albumineux s'épanchent dans la pupille ; néanmoins ce signe n'a pas une grande valeur, car il n'est pas spécial aux affections glaucomateuses ; il se rencontre également chez les personnes âgées qui ont la pupille dilatée, et dont le cristallin prend une teinte jaunâtre, et c'est plutôt un phénomène de réfraction que subissent les rayons de lumière en traversant le milieu réfringent qui a perdu sa transparence.

La perte de sensibilité de l'organe se révèle par un défaut de réaction sous l'influence des impressions lumineuses, et son inertie pendant les contractions de l'œil

(1) Follin, Leçons sur l'application de l'ophth. au diagnostic des maladies du fond de l'œil.

sain. La pupille est immobile et plus ou moins dilatée. Pourtant j'ai observé, il y a quelques jours, à la clinique du Dr Abadie, chez une femme d'une quarantaine d'années, un cas d'amaurose absolue de l'œil droit, où l'iris réagissait, quoique faiblement, à l'impression lumineuse, et avait conservé également ses rapports sympathiques avec l'œil gauche. L'ophthalmoscope ne découvrait dans l'organe malade qu'une scléro-choroïdite généralisée. Cette particularité nous frappa beaucoup ; je ne crois pas qu'elle ait été signalée.

Ces modifications de surface et d'étendue peuvent être tellement marquées, que l'iris est quelquefois réduit à un simple liséré, ou même complétement atrophié. Je ne parle pas, bien entendu, des cas où le diaphragme a contracté des adhérences avec la cornée ou la capsule cristallinienne qui lui donnent un aspect irrégulier. Mais, lors même que l'iris est dégagé de tout obstacle dans le champ papillaire, il ne présente pas moins des déformations très-variées, qui résultent de son mouvement de retrait vers la périphérie. D'un autre côté, l'iris a changé ses rapports. Il n'est plus, comme à l'état normal, accolé au cristallin et dans une direction perpendiculaire, mais il est refoulé en avant et creusé en un entonnoir, dont la concavité est en rapport avec son degré de projection.

La principale modification de structure est assurément la disparition du pigment et la mise à nu de la trame iridienne. Des observateurs ont pu noter sur sa surface la présence de vaisseaux variqueux, que Mackensie regarde comme un symptôme constant, et Sichel, au contraire, comme une exception à la règle générale.

Tantôt le contour de l'ouverture affecte une forme ovalaire verticalement placée ; tantôt, et le plus souvent, il se dessine dans le sens de diamètre horizontal. Tantôt la marge de l'iris est déchiquetée, sans qu'il y ait existence de synéchies, tantôt elle est repliée en avant, et l'uvée qui

Piéchaud.   8

fait saillie, forme une espèce de bourrelet ou d'anneau noi-
râtre, décrit pour la première fois par Weller, et que Sichel
a comparé à un véritable ectropion. Tantôt, enfin, l'absence de pigment uvéen sur une petite étendue laisse à dé-
couvert « une petite traînée blanchâtre assez semblable à
une bandelette fibro-albumineuse, de sorte que la pupille
se trouve dessinée, en certains endroits, par une portion
de cercle blanchâtre taillée aux dépens du diaphragme (1). »

Cristallin. — Depuis les découvertes de l'anatomie pathologique et l'emploi de l'ophthalmoscope, les altérations
de la lentille cristallinienne, que l'on regardait autrefois
comme prédominantes dans les phénomènes glaucomateux, ont perdu beaucoup de leur importance. Réduites à
leur juste valeur, elles ne sont plus considérées aujour-
d'hui que comme un épiphénomène ou une complication secondaire. Se développant en général à la période ultime de
la maladie, elles sont une conséquence du vice de nutrition du cristallin, et se montrent sous forme d'opacifications
de cet organe, constituant la cataracte dite *glaucomateuse*,
que l'on désignait jadis sous le titre *cataracta viridis*, indi-
quant par là une altération spéciale qui n'existe point. Ce
qu'offre cependant de particulier le cristallin opaque, c'est
une mollesse excessive et un volume peut-être exagéré.
La coloration est tantôt blanchâtre ou grise, tantôt elle
prend une teinte verdâtre, ce qui n'a rien d'étonnant,
quand on considère l'état des membranes profondes et du
milieu transparent situé derrière le cristallin. Si la rétine
est devenue complétement opaque, les rayons lumineux
qui partent du cristallin ne la traversent plus, et la coloration propre de la cataracte n'est aucunement modifiée, à
moins que ce ne soit par le trouble de l'humeur aqueuse.
Si, au contraire, le milieu réfringent se laisse encore traverser par la lumière ou est devenu jumenteux, la teinte
ordinairement jaune ambrée du cristallin se fond avec la

(1) Desmarres, t. III.

nuance violacée de la choroïde pour donner à la cataracte cette coloration verdâtre, longtemps regardée comme caractéristique.

Je ne puis m'arrêter ici aux changements de position et aux altérations pathologiques que subit le cristallin dans les diverses maladies. Je crois les avoir suffisamment indiqués plus haut.

Lésions profondes.—Plus difficiles à saisir que les altérations superficielles, elles ne peuvent être découvertes qu'à l'aide de l'exploration ophthalmoscopique.

Corps vitré. — Je n'insiste pas sur les lésions de cet organe, dont j'ai déjà parlé. Je ne fais que signaler en passant son défaut de transparence, l'état particulier que M. Desmarres a appelé *jumenteux,* ses colorations diverses, allant de la teinte rose pâle au rouge foncé ou brunâtre, l'existence de flocons albumineux immobilisés ou voyageant dans différents sens (corps flottants), tous phénomènes qui sont essentiellement liés aux altérations des membranes profondes, et que l'examen au miroir découvre avec la plus grande facilité, mais qui rendent souvent l'exploration à l'ophthalmoscope tout à fait impossible.

Rétine et papille optique. — Ici se soulève une question qui a exercé les recherches des observateurs : celle de savoir si les lésions sont originaires ou si elles n'apparaissent que consécutivement. Dans mon avant-propos, j'ai noté que la découverte des exsudats rétiniens par Arlt et Schrœder Van der Kolk avait un moment remué de fond en comble la pathogénie du glaucome, jusqu'à ce que l'ophthalmoscope démontrât leur non-existence et ne les fît plus considérer que comme un phénomène étranger à la maladie ou une complication ultime.

L'anatomie pathologique n'a pas encore suffisamment établi les altérations de cette membrane; il est cependant hors de doute qu'il existe un rapport absolu entre celles-ci

et les variations de la pression intra-oculaire. De même
que toutes autres membranes, la rétine se modifie sous l'influence de la compression interne, et elle se modifie au
point de devenir complétement insensible à l'impression
lumineuse, quand cette compression est très-forte. D'un
autre côté, à une compression momentanée peut ne cor-
respondre qu'une perte de fonctions passagère ; les éléments rétiniens seront capables de répondre à une nouvelle
stimulation, une fois que la compression aura cessé. Mais,
si le phénomène se reproduit à plusieurs reprises, et si les
intervalles de repos entre chaque accès sont surtout peu
appréciables, outre que la rétine n'aura pas eu le temps de
revenir à son état normal et à son fonctionnement régulier, les atteintes successives qu'elle aura subies pourront
amener des modifications telles que, même dans les cas
où l'agent modificateur sera supprimé, son tissu ne sera
plus en harmonie avec les exigences de la fonction. C'est là
ce qui explique d'ailleurs les résultats négatifs de l'intervention chirurgicale dans les cas invétérés.

Il n'est pas possible de préciser nettement la nature des
altérations rétiniennes. Généralement, les signes que révèle l'ophthalmoscope sont : l'engorgement des vaisseaux et
les extravasations séreuses ou sanguines. Tout indique qu'il
s'est fait là un mouvement fluxionnaire. Dans la plupart
des cas, ce n'est qu'à une époque plus ou moins éloignée
du début de la maladie qu'il est permis de faire l'exploration. Il n'est pas rare d'observer alors de petites ecchy-
moses à forme arrondie, s'accumulant vers les parties centrales, et qui se distinguent des apoplexies rétiniennes en
ce que ces dernières affectent ordinairement l'apparence de
stries ou de bandelettes.

Bien autrement prononcées et caractéristiques se présentent les altérations de la papille. Lorsqu'on examine le nerf
optique à son entrée dans l'œil, on constate qu'il se trouve
situé dans le segment postérieur du globe, non pas exacte-

ment au pôle de cet organe, mais en dedans de la tache
jaune et un peu en haut, et pour le bien découvrir, il est
nécessaire de faire exécuter à l'œil un mouvement de translation de dehors en dedans.

Si l'œil est bien éclairé, l'examen ophthalmoscopique
régulier, la papille se montre à l'observateur sous une
forme arrondie, quelquefois rougeâtre, le plus souvent avec
une couleur blanche rosée brillante. D'ailleurs, son aspect
même physiologique varie énormément avec les individus.

La papille, en effet, est entourée de deux cercles concentriques; l'un, le plus externe, le cercle choroïdal, offre une
coloration grisâtre, d'autant plus nette que les fibres nerveuses qui le recouvrent sont plus transparentes. Le cercle
interne, d'un blanc rosé, doit sa coloration à la lame criblée qui réfléchit la lumière à travers les vaisseaux nerveux.

En outre, les vaisseaux (artères et veines centrales de la
rétine qui émergent du nerf optique), n'offrent pas toujours
la même disposition. Tantôt ils naissent du point central;
tantôt, et c'est le cas le plus fréquent, on les voit sortir du
côté interne. L'artère, après avoir traversé la lame criblée,
se bifurque à la surface papillaire en deux branches qui se
divisent, en marchant vers la périphérie, en un grand
nombre de ramifications. La veine, au contraire, qui marche parallèlement à cette dernière, ne se divise pas à la
surface, mais bien dans la profondeur du nerf optique, à
une distance plus ou moins éloignée (1).

Ces caractères de la papille physiologique indiqués,
quelles sont les altérations que découvre l'ophthalmoscope?
A la suite d'une pression prolongée, la papille a perdu ses
rapports normaux avec les parties voisines. Au lieu de
présenter un plan qui se continue avec celui de la circonférence, elle offre une dépression limitée au pourtour par
les parois de la sclérotique, et dont le fond est formé par la

(1) Métaxas. De l'explor. de la rétine et des altérations de cette mem_
brane visibles à l'ophth. Paris, 1861.

lame criblée. Souvent le bord aigu de l'excavation est entouré d'un cercle étroit, d'une nuance assez claire, qui tranche avec le tissu environnant. Cette disposition résulte de l'amincissement de l'anneau choroïdien par suite de l'augmentation de pression interne. Les vaisseaux de la rétine forment un crochet remarquable, dans les endroits où ils franchissent les limites de l'excavation pour se porter sur les parois latérales. Ils présentent une solution de continuité, en même temps qu'ils paraissent avoir subi, l'un par rapport à l'autre, une déviation latérale. En réalité, ils sont cachés derrière le bord évasé de l'excavation, leur section n'est qu'apparente; dans certaines directions imprimées à l'œil de l'observé, il est possible parfois de suivre dans toute son étendue la portion intermédiaire qui se dérobe aux regards.

Si je prends un vaisseau à la circonférence de la papille, ce vaisseau, pour se diriger vers le fond de l'excavation, doit se recourber d'abord pour embrasser l'anneau sclérotical, et après s'être recourbé, prendre une direction d'autant plus perpendiculaire à la surface, qui représente le fond de la cupule, que les parois latérales de la dépression seront elles-mêmes plus perpendiculaires (1).

Lorsque ce vaisseau atteint la limite postérieure de la paroi latérale, il se recourbe de nouveau pour ramper sur la surface plane de la papille. Ce vaisseau n'est plus rectiligne, il est devenu flexueux, et la flexuosité, en rapport avec le degré de perpendicularité des parois est quelquefois tellement prononcée, qu'il en résulte une interruption absolue dans son trajet : de plus, son point d'émergence a subi un mouvement de translation à la suite duquel il a été porté du centre vers la phériphérie, c'est-à-dire à la partie interne de la papille. La surface qui forme le fond de la dépression n'est pas régulièrement plane ; en général

____

1) A. Jaumes. Du glaucome.

elle présente son centre dans le point correspondant à celui de l'émergence des vaisseaux.

Pulsations spontanées. — Sur un œil physiologique on peut observer un phénomène particulier qui consiste dans de légères pulsations des veines centrales de la rétine : c'est le pouls veineux. Qu'on examine attentivement l'une ou l'autre branche principale à son point d'émergence, on pourra s'assurer qu'aussitôt après le pouls radial, la veine se gonfle de la périphérie au centre, et s'affaisse incomplément après un très-court intervalle. D'après Donders, qui a fait de longues et savantes observations, ce phénomène se produit dans les yeux normaux, chez tous les individus et à tout âge. Je résume quelques-unes de ses conclusions :

Si l'on donne avec le doigt de petits chocs momentanés sur le côté extérieur du globe, chaque fois les veines de la papille se rétrécissent. Dès que la pression cesse, elles reprennent leur calibre normal. Si, d'une *manière continue*, on presse sur la périphérie du globe, le rétrécissement est d'autant plus marqué, et bientôt survient un nouveau phénomène, le pouls artériel ; la dilatation de l'artère correspond au rétrécissement de la veine. Si l'on augmente peu à peu la compression, le champ visuel s'obscurcit, et les objets finissent par disparaître. Quand on a exercé pendant un moment sur le globe une pression moyenne continue, si on l'interrompt tout à coup, il survient soudain un fort gonflement des veines, et du côté des artères, rien qu'une faible dilatation, qui d'ailleurs cesse d'être perceptible, au bout de quelques minutes. Ce phénomène ne peut s'expliquer que par l'absorption des liquides de l'œil à la suite de la pression qui s'exerce sur lui, tandis que la pression du sang dans les capillaires n'est pas modifiée.

Dans des expériences faites sur des lapins albinos, la compression détermine les mêmes faits sur les vaisseaux de la choroïde. Pendant la pression, les veines se rétrécissent fortement, elles se dilatent quand on cesse cette pression.

De Graefe regarda longtemps les pulsations spontanées de l'artère centrale, observées pour la première fois par Ed. Jaeger, dans des conditions morbides, comme le signe pathognomonique du glaucome. A l'époque où, à l'exemple de Ed. Jaeger, il croyait encore à la saillie du nerf optique, la production de ce phénomène résidait pour lui, dans une rigidité spéciale ou une oblitération des parois artérielles; il pensait « qu'il se produisait là quelque chose d'analogue à ce qu'on observe à l'extrémité d'une artère liée ou coupée, là où le choc du sang contre l'obstacle imprime un certain mouvement au tube artériel (1).»

Mais bientôt son attention éveillée par les troubles fonctionnels de l'œil, les altérations de l'iris et de la cornée, et les résultats bienfaisants de la paracentèse, il est conduit à rapporter à une augmentation de pression intra-oculaire, et les pulsations spontanées et tous les phénomènes qui l'accompagent.

Le pouls artériel est dû au passage saccadé de l'ondée sanguine dans l'artère, pendant la systole du cœur. Toutes les fois qu'une pression continue avec le doigt est suffisante pour produire un trouble de circulation rétinienne, le phénomène apparaît manifestement.

La pression intra-oculaire dans le glaucome, se développe d'une façon analogue, et il se produit dans le point de l'artère qui traverse la portion excavée de la papille. Par suite de la compression exercée par les milieux hypertrophiés et à cause de la disposition même du vaisseau, il se fait dans ce dernier, à chaque impulsion nouvelle du cœur, une suppression momentanée de l'ondée sanguine, à laquelle succède presque immédiatement une pulsation rythmique qu'il est facile d'apercevoir à l'ophthalmoscope.

La pression intra-oculaire explique également la diminution passagère du calibre de l'artère, dont les parois étant

______

(1) Follin, leçons sur l'application de l'ophthalmoscope.

rigides et élastiques peuvent résister momentanément à un effort, mais ne sont pas capables au bout d'un certain temps de surmonter par leur résistance la pression excentrique qui agit sur elles. Dans la veine, au contraire, les tuniques sont beaucoup moins résistantes et l'énergie de l'ondée sanguine est moins considérable ; d'où il résulte, d'une part, que la circulation de retour ne doit surmonter qu'un obstacle relativement faible, et d'autre part, que toute pression exercée sur ses parois agira plus efficacement ; deux causes qui tendent également à interrompre la circulation dans le vaisseau et à rapprocher ses parois.

Choroïde. — Rarement, il est possible de discerner exactement les altérations de cette membrane, les troubles du corps vitré rendant l'examen ophthalmoscopique impraticable. A une période voisine du début, néanmoins, pendant les prodromes, les milieux sont en général assez transparents pour permettre une exploration minutieuse. Mais précisément à cause de la liaison intime qui existe entre la membrane choroïdienne et l'humeur vitrée, il s'en suit que toutes les lésions qui se développent dans la première doivent retentir nécessairement sur la seconde, d'où il ressort, que dans la plupart des cas, si le trouble des milieux réfringents est assez peu prononcé pour permettre l'examen ophthalmoscopique, c'est que la choroïde n'a pas encore subi d'altérations bien notables. Telle est la règle ; à cette règle il y a des exceptions, et d'ailleurs une longue habitude du maniement de l'ophthalmoscope nous met à même de vaincre bien des difficultés, qui ne deviennent tout à fait insurmontables que dans le cas d'opacification presque absolue.

Les altérations commencent, en général, vers le voisinage de l'*ora serrata*. Elles ne consistent au début que dans une simple congestion plus ou moins accusée. Tantôt la membrane offre à l'œil de l'observateur une teinte rouge carminée ou un aspect violacé. Sichel a observé la disparition des capillaires, et à leur place, des vaisseaux d'un grand volume, tortueux et engorgés, qui s'anastomosent entre eux.

D'après de Graefe, si les plaques exsudatives se montrent rarement, les épanchements sanguins ne sont pas rares. Ils se présentent sous une forme généralement arrondie, et sont caractérisés par une légère saillie, au-dessus de laquelle on voit se dessiner les petits vaisseaux rétiniens qui rempent à la surface. C'est ordinairement à la région équatoriale qu'il se produisent, et l'on observe une altération à peu près constante, des dépots de pigment irrégulièrement disséminés et s'offrant sous l'aspect de petites taches brunâtres, accumulées surtout à la périphérie de l'organe.

J'emprunte au remarquable travail de M. Delorme : *Essais ophthalmoscopiques*, l'observation suivante qui montre une curieuse localisation au niveau de la macula, de phénomènes morbides développés dans la couche épithéliale de la choroïde.

La planche 7 représente le fond de l'œil glaucomateux, d'une femme de 36 ans, campagnarde bien constituée, chez laquelle, deux ans auparavant, M. le professeur Stœber, de Strasbourg, avait constaté un glaucome non inflammatoire, et qui n'avait pas voulu accepter l'opération qu'on lui avait proposée alors. La mère de cette femme avait été atteinte de la même affection.

Les deux yeux présentent les mêmes caractères et au même degré. C'est l'œil droit qui est représenté dans la figure ci-jointe.

A l'examen extérieur, œil dur au toucher, proéminent, sans injection extérieure notable; papille largement dilatée, immobile. Milieux transparents, corps vitré jumenteux.

Comme signes subjectifs : Pas de douleurs circumorbitaires. La vue est très-affaiblie depuis longtemps déjà; mais c'est dans ces derniers temps surtout qu'elle a diminué d'une façon très-sensible, au point que la malade, à l'heure qu'il est, ne peut plus tricoter comme auparavant, et qu'elle ne voit plus pour se conduire.

L'examen ophthalmoscopique montre une papille profondément excavée, colorée dans sa moitié interne, d'un vert bleuâtre, d'autant plus accusé qu'on se rapproche plus de la demi-circonférence interne, et laissant place, à mesure qu'on se rapproche du centre, à des intervalles d'un blanc nacré dé même couleur que la moitié externe. Vaisseaux rejetés vers la moitié interne, aplatis, déformés. Ils sont représentés dans l'intérieur de la papille par trois plaques de même couleur, d'un rouge carminé. La plaque inférieure est animée de pulsations isochrones à celles des radiales et des temporales; mais aucun caractère ne permet de distinguer ici, si on a affaire à une artère ou à une veine. Autour de la papille, anneau jaunâtre choroïdien, moins foncé au côté interne qu'au côté externe, où il est d'un blanc jaunâtre.

Rétine mobile sur la papille, lorsque la malade fait exécuter des mouvements à ses yeux. Vaisseaux rétiniens interrompus au pourtour de la papille; mais leurs dimensions ne dépassent pas les limites physiologiques. Un nouvel examen fait après l'opération chez cette malade, nous a prouvé qu'ils étaient cependant un peu dilatés. Choroïde d'un rouge carminé, assombri par le trouble du corps vitré.

La région maculaire se trouve occupée par une plaque d'un jaune rougeâtre, plus grande que la papille d'un peu plus du double, à bords mal établis, échancrés et entourés de petites taches irrégulières de même couleur. De petits vaisseaux rétiniens la recouvrent. (Fig. 7.)

Qu'avons-nous devant les yeux? Quelle est la partie du fond de l'œil qui est le siége de l'altération? Et quelle est la nature de cette altération?

La persistance des vaisseaux rétiniens au devant de cette

tache, et l'apparition de la couleur de la choroïde qu'on aperçoit encore derrière la dégénérescence, dans certains points où celle-ci est moins prononcée, indiquent que ni les couches rétiniennes internes, occupées par les vaisseaux, ni la chorio capillaire ne sont notablement altérées.

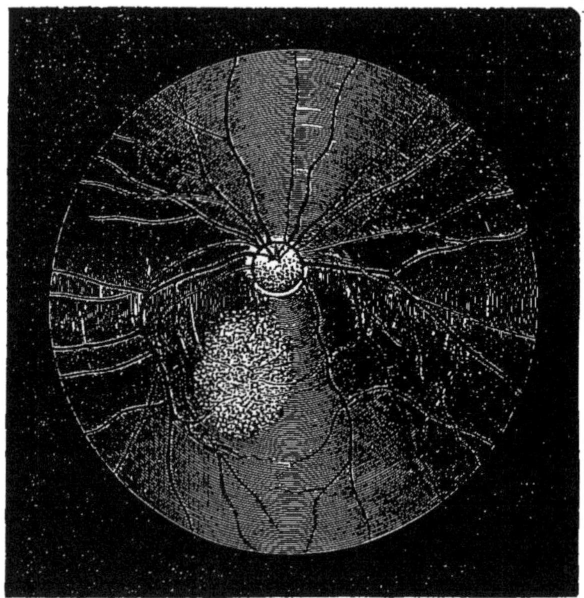

Figure 7.

Restent les couches externes de la rétine et la couche épithéliale de la choroïde ; une dégénérescence aussi prononcée des couches externes de la rétine n'aurait guère permis l'amélioration qu'a remarquée la malade après l'opération d'iridectomie, et aurait déterminé un scotome central que la malade, fort intelligente, n'aurait pas manqué de signaler alors que cette amélioration survint. Nous nous arrêterons donc à l'idée plus probable d'une *altération de la couche épithéliale de la choroïde*. Quant à la nature de cette altération, l'éclat et la teinte jaunâtre de cette plaque indiquent sa nature *graisseuse*.

Une opération d'iridectomie fut pratiquée à cet œil par M. le professeur Stœber qui, en raison de l'ancienneté de la maladie, n'espérait pas d'avance grand succès. Cependant, quinze jours après l'opération, la malade constatait déjà une augmentation assez notable de la puissance visuelle de cet œil ; elle voyait quelques objets dont elle ne pouvait pas soupçonner la présence avant l'opération, et pouvait recommencer à tricoter. Quant à la tache, elle ne changea pas ; nous la revîmes plus d'un mois après l'opération, elle était toujours la même. La diminution de la tension de l'œil, la disparition des pulsations des vaisseaux et un rétrécissement dans leur calibre, telles étaient les seules modifications qu'avait subies le fond de l'œil.

Sclérotique. — J'ai indiqué plus haut les changements de coloration de cette enveloppe, résultant d'une forte injection des vaisseaux ciliaires antérieurs, pendant la période inflammatoire, des anastomoses nombreuses que forment entre elles autour de la cornée les grosses branches veineuses, du retrait des artères qui entraîne l'atrophie du tissu cellulaire. Ces états particuliers du tissu épiscléral et des vaisseaux impriment à la membrane qu'ils recouvrent des teintes diverses, un cachet spécial qui servent à indiquer les phases successives de la maladie.

Quand les symptômes de pression intra-oculaire sont très-accusés, les altérations ne restent plus bornées à la surface, elles atteignent les couches de la sclérotique dont la structure est modifiée progressivement. En premier lieu la membrane, grâce à son élasticité, se développe et devient plus tendue qu'à l'état normal. A mesure que la distension s'accroît, les fibres, qui jusque-là ont gardé leur cohésion, s'amincissent, se séparent les unes des autres. Leur dissociation a naturellement pour effet de diminuer la force de résistance de la membrane et d'accroître indirectement celle des milieux de l'œil. Tantôt cette dissociation des éléments s'opère d'une façon uniforme sur toute la surface scléroticale, et alors se manifeste une distension générale de l'enveloppe à travers laquelle apparaît la teinte grise, plombée ou brunâtre de la choroïde ; tantôt elle se localise sur quelques points non renforcés, soit par les insertions musculaires, soit par les vaisseaux, lesquels points constituent l'origine de staphylômes ciliaires ou choroïdiens. Aussi est-il de la plus haute importance de rechercher avec soin ces altérations, non-seulement dans la partie de la sclérotique qui recouvre le segment antérieur de l'œil, mais encore dans la région équatoriale où on les rencontre quelquefois.

CHAPITRE V.

ÉTUDE DES MOYENS EMPLOYÉS POUR COMBATTRE L'EXCÈS DE PRESSION OCULAIRE.

Art. I. — Emploi des médicaments. — Combattre l'état inflammatoire et modifier la circulation et la tension intra-oculaire, pour faire disparaître les névralgies et les troubles visuels qui résultent d'une compression forte ou trop prolongée, telles sont les indications qui se présentent à l'esprit. Malheureusement, il faut le dire, les ressources de la thérapeutique médicale sont le plus souvent impuissantes à enrayer la marche de la maladie.

Longtemps on a cherché dans l'atropine un moyen palliatif des affections hydrophthalmiques. Cet alcaloïde de la belladone, qui a un effet mydriatique très-prononcé, provoque une altération fonctionnelle qui ne peut être expliquée autrement que par l'asthénie motrice du muscle ciliaire. Mais, à côté du trouble de l'accommodation et une sorte de torpeur rétinienne provoquée par cet agent, on ne saurait mettre en doute l'obstacle apporté au jeu des actions réflexes.

L'iris étant constitué d'un côté par des fibres rayonnées qui servent à agrandir son diaphragme, de l'autre par des fibres circulaires qui en resserrent l'ouverture, possède en outre un tissu éminemment vasculaire dont la turgescence contribue à diminuer le champ pupillaire. Les rayons et les cercles contractiles de l'iris ainsi que les capillaires sont mis en jeu par des nerfs moteurs de la vie organique et de la vie de relation : nerfs vaso-moteurs provenant du cordon sympathique du cou ; nerfs moteurs proprement dits, fournis par la troisième paire crânienne. Par leur stimulation, les fibres du grand sympathique effacent le calibre des vaisseaux et déterminent la dilatation de la pupille. Leur paralysie amène, au contraire, son rétrécissement à la faveur de la turgescence de l'appareil érectile. Le moteur oculaire commun produit une action inverse. Il stimule l'iris par l'intermédiaire du ganglion ophthalmique et des nerfs ciliaires, et contracte la pupille ; il l'élargit en se paralysant (Gubler). A cela il faut ajouter l'influence exercée par la branche ophthalmique de la cinquième paire sur les mouvements de l'iris, dont les fibres circulaires se contractent, lorsqu'un nerf de sentiment de la face est devenu impressionné.

L'atropine stupéfie et la rétine et la branche ophthalmique du trijumeau ; par action réflexe, il se produit le relâchement du muscle ciliaire, celui des fibres circulaires de l'iris et la conctraction des fibres radiées ; d'où il résulte la dilatation de la pupille, l'aplatissement de l'œil d'avant en arrière et, en somme, la presbytie (*idem.*).

Cela étant, et le trijumeau jouant, d'après les expérimentateurs, un rôle considérable dans le développement des sécrétions morbides, considérées comme l'origine des maladies hydrophthalmiques et des phénomènes subséquents, l'attention devait naturellement se porter vers l'agent qui paraît avoir une action insensibilisante sur ses fibres ; et, logiquement, on pouvait être conduit à conclure à ses effets thérapeutiques. Ces données de la physiologie expérimentale, les prévisions qui en découlent ne sont point confirmées sur le terrain des faits pathologiques. Si l'atropine possède une action salutaire et véritablement modificatrice dans quelques maladies; dans l'iritis, où elle diminue les phénomènes congestifs, en effaçant le calibre des vaisseaux sanguins; dans les kératites, en paralysant l'accommodation et en rétablissant l'équilibre entre la compression interne et la cornée qui a perdu sa résistance normale, elle paraît ne produire que des effets absolument négatifs dans toutes les affections, où l'hypersécrétion est le symptôme dominant. Probablement, il faut en chercher la cause dans un excès de pression intra-oculaire qui, en distendant outre mesure la cornée, gêne l'absorption. Ce médicament a échoué entre toutes les mains, et ceux qui lui avaient, dès le début, accordé le plus de confiance, Mackenzie, Desmarres, Wardrop et de Graefe, ont dû promptement renoncer à son emploi; les mydriatiques sont à peu près inusités aujourd'hui dans le traitement des affections glaucomateuses.

Pendant le règne de la doctrine germanique, relativement à l'*arthritis*, de généreux efforts se sont dirigés vers une médication générale pour combattre ce que l'on croyait être la cause première de la maladie. A défaut d'un spécifique à opposer aux vices rhumatismal et goutteux, ces deux entités morbides, si rapprochées dans le cadre nosologique, la thérapeutique s'est adressée à tous les agents, capables de modifier heureusement les conditions de la diathèse et d'empêcher le retour de ses manifestations. L'hydrothérapie, les bains de vapeurs, les douches thermominérales, des changements dans la quantité et la nature des aliments, l'exercice musculaire, les toniques, etc., tous les moyens divers ont été mis à contribution, sans préjudice du traitement dirigé contre la localisation oculaire. Aujourd'hui que toutes les lésions de l'ophthalmie glaucomateuse

sont rapportées à la pression intra-oculaire, à laquelle il
n'est pas douteux qu'il se joigne un élément puisé dans les
modifications de structure de la sclérotique, la médication
dont je parle ne saurait avoir une grande valeur.

Longtemps, on a songé à combattre l'état inflammatoire
ou la simple congestion des membranes profondes de l'œil
au moyen des antiphlogistiques. Les partisans de ce système, Mackenzie, Desmarres, ont préconisé les émissions
sanguines. générales et locales : phlébotomie, application de
sangsues aux apophyses mastoïdes ou aux tempes. Desmarres même allait jusqu'à rappeler le flux hémorrhoïdal
supprimé, pour faire disparaître les congestions. En re-
vanche, cet auteur n'accorde aucune confiance à la médication révulsive préconisée par Beer et Wardrop.

En se basant sur ce principe, que le mercure a une action
salutaire dans les affections profondes du globe et qu'il
intervient favorablement dans les maladies qui, par contre-
coup, amènent la tension intra-oculaire, comme l'iritis et
l'irido-choroïdite, quelques praticiens ont eu ce médicament en grande faveur; et il n'est pas rare de le voir encore
employé aujourd'hui à dose altérante. On l'administre en
frictions ou à l'intérieur.

Mais le symptôme, contre lequel les malades réclament
avec le plus d'instance un prompt soulagement, et qui défie
les ressources de la thérapeutique, ce sont les douleurs
périorbitaires se montrant irrégulièrement ou sous forme
d'accès périodiques. Il n'est donc pas étonnant que toute la
série des antinévralgiques ait été épuisée. Le sulfate de
quinine, la teinture de belladone prise journellement à la
dose de dix à quinze gouttes, la teinture d'aconit à celle de
trois à quatre gouttes toutes les deux ou trois heures, la
teinture de tabac, l'onguent mercuriel associé à l'opium et
à l'extrait de belladone, le laudanum à de hautes doses, ont
pu incontestablement produire quelques heureux effets.
Mais combien toute cette médication est incertaine et, la
plupart du temps, impuissante.

Beer employait l'opium ramolli, à consistance de liniment, en frictions autour de l'orbite. Desmarres conseillait l'usage du sulfate de quinine et du valérianate d'ammoniaque associés à de hautes doses. J'ai cité plus haut un cas de choroïdite séreuse où des névralgies atroces périodiques avaient disparu sous l'influence du sulfate de quinine associé à l'opium. Je crois qu'on peut encore obtenir de très-grands avantages de l'emploi des injections sous-cutanées avec l'hydro-chlorate de morphine. Qu'on ne se dissimule pas, néanmoins, tous ces agents quelle que soit leur valeur intrinsèque, ne sortent guère du cadre de la médication adjuvante, et il serait d'une funeste et imprévoyante pratique d'en prolonger l'emploi et de reculer les bénéfices de l'intervention chirurgicale.

Art. II. — *Traitement chirurgical.* — Deux méthodes principales, diversement jugées, se disputent le champ dans la thérapeutique des maladies hydrophthalmiques : la paracentèse et l'iridectomie.

Ce n'est pas de nos jours que la première de ces méthodes a été introduite dans la chirurgie oculaire. La ponction du globe par la cornée ou la sclérotique, se pratiquait depuis un temps immémorial en Chine et au Japon. Importée en Europe vers la fin du xvii° siècle, elle a été en Angleterre, en France et en dernier lieu en Allemagne, l'objet d'intéressantes applications. Un mot d'historique suffira pour l'établir.

Dans son travail *de Paracentesi oculi*, contenu dans les *Disputationes chirurgicæ* de Haller, Mauchart enseigne que pour combattre ce qu'il appelle *corporis vitrei serosa turgescentia*, il est bon de faire la paracentèse de la sclérotique. Whyte, en 1801, conseille également de pratiquer la ponction du globe par la sclérotique, au-dessous de l'iris et parallèlement à cet organe, afin de remédier à l'expansion préexistante. Ce procédé lui a réussi un grand nombre de fois. Lorsque l'œil est proéminent, distendu et enflammé, Wardrop à son tour recommande la paracentèse de la cornée. En 1831, Middlemore fait cesser la dureté anormale du globe dans le glaucome, en ponctionnant la sclérotique. Mackensie, à la même époque, recommande pareille méthode, pour combattre l'excès de distension des tuniques oculaires, par un fluide occupant la place de l'humeur vitrée. M. Desmarres, en 1846, si je ne me trompe, trouve dans la paracentèse de la cornée ou de la sclérotique, le moyen de remédier efficacement à l'*aquo-capsulitis aiguë*. Enfin, en 1854, Mackenzie revient aux paracentèses et les indique pour combattre les névralgies dans le glaucome aigu et chronique, en même temps que pour faire cesser l'excès de pression qu'exercent sur la rétine les liquides accumulés. Les choses en étaient là, lorsque de Graefe, en 1855, après avoir épuisé toutes les ressources de la médication générale, traitement antiphlogistique, sudorifiques, diurétiques, mercure poussé jusqu'à la salivation, et en outre frappé de l'impuissance des agents mydriatiques, eut l'heureuse inspiration de s'adresser à la paracentèse qu'il annonça, après ses premiers essais, comme un nouveau remède à opposer au glaucome (1).

Toujours est-il que les résultats obtenus par le chef célèbre de l'école allemande furent assez favorables dès le début : deux guérisons définitives, et dans la plupart des cas une amélioration notable, quoique passagère, à la vérité. D'après le témoignage de de Graefe, en effet, la ponction, en évacuant l'humeur aqueuse trouble et en la remplaçant par du liquide clair, améliore la vision; mais en outre, elle eut à cette époque le grand avantage de démontrer que la majeure partie des symptômes du glaucome (l'anesthésie de la cornée, par exemple), dépendaient de l'augmentation de pression, et elle lui permit, en éclaircissant les milieux réfringents, de constater les altérations

____
(1) Arch. f. Oph., 1855.

ecchymotiques du fond de l'œil dans les premières périodes de la maladie. Néanmoins, l'espoir fondé sur la paracentèse ne tarda pas à se dissiper. Des glaucomes aigus ont pu être parfois enrayés dans leur marche, l'inflammation vive a été souvent transformée en inflammation chronique par les ponctions; mais les effets thérapeutiques de ces dernières ont constamment échoué dans le traitement des rechutes.

Desmarres qui a longtemps pratiqué la paracentèse oculaire, préférait de beaucoup et considérait comme plus avantageuse la ponction à travers la sclérotique, et il l'employait surtout dans le but de combattre les névralgies : « Il en résulte une détente salutaire et une diminution de la compression telle, que la vision pourra être conservée. La paracentèse par la cornée aura un effet analogue, mais moindre. Cependant, le résultat sera presque égal à celui obtenu dans la paracentèse scléroticale, si on la répète à de courtes distances, par exemple de quatre en quatre heures, en ponctionnant sur divers points de la membrane. » Et ainsi, il lui arrivait dans les cas d'inflammation vive, de vider la chambre antérieure, dans la même séance, à plusieurs reprises, toutes les deux ou trois minutes. Il affirme avoir retiré de grands avantages de cette pratique, dans un bon nombre de glaucomes aigus.

Cette méthode des évacuations répétées d'humeur aqueuse, suivie par le professeur Sperino (de Turin), a reçu entre les mains de ce dernier une extension nouvelle.

Généralisée pour ainsi dire dans le traitement des affections oculaires, M. Sperino considère la paracentèse comme douée d'une action modificatrice puissante sur la circulation, la nutrition et l'innervation. Si on vide la chambre de l'œil, on diminue par le fait la pression interne ; que si on répète les évacuations, on provoque une abondante sécrétion de liquide ; et en les multipliant, on peut rendre cette hypersécrétion permanente.« Comme premiers effets, on régularise la circulation, on diminue les phénomènes congestifs ou inflammatoires, quels qu'en soient la forme, le siége et l'intensité. La circulation, en un mot, acquiert l'énergie qu'on observe dans tous les organes, à la suite de l'exercice prolongée de leurs fonctions. » Quoique ces idées puissent paraître, à première vue, empreintes d'exagération , tant de fois les effets thérapeutiques se sont trouvés en désaccord avec les données de la physiologie expérimentale, que ce serait peut-être s'exposer à une grave erreur, en portant condamnation sur une méthode de traitement qui, entre les mains de son auteur, a produit les meilleurs résultats. Durant le cours de sa longue carrière, M. Sperino a d'ailleurs recueilli des faits nombreux qui témoignent en faveur de sa pratique généralisée contre les inflammations de l'œil, et notamment, dans ses *Études cliniques*, il rend compte de dix-huit observations de glaucomes aigus ou chroniques, où les évacuations répétées avec ou sans iridectomie, ont été suivies de guérison complète dans quatre cas, et d'une amélioration notable de la vue dans presque tous les autres. Perte complète de la vision dans un cas seulement.

Quoi qu'il en soit, la paracentèse est un excellent moyen de diminuer, momentanément au moins, la pression intra-oculaire, et elle se trouve indiquée, toutes les fois que celle-ci a subi une augmentation relative ou absolue ; relative, lorsque la cornée a perdu de sa résistance normale ; absolue, lorsque les membranes de l'œil sont distendues, les milieux gonflés, hypertrophiés, comme dans l'iritis séreuse, le glaucome, les choroïdites chroniques et quelques opacités du corps vitré.

Cette petite opération se pratique ordinairement à la partie inférieure de la cornée, soit en dedans, soit en dehors, ou à quelques millimètres de sa phériphérie sur la sclérotique.

On se sert en général d'une pince à fixation, d'une aiguille à paracentèse et d'un petit stylet convexe à pointe mousse. (Voyez fig. 8.)

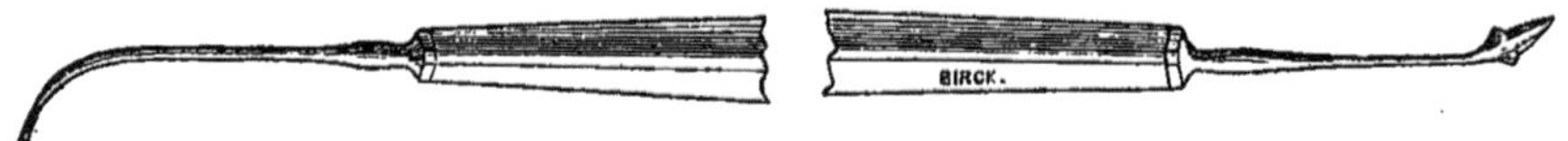

Figure 8.

Le malade maintenu par un aide, et l'œil immobilisé au moyen de la pince qui saisit un pli de la conjonctive, on enfonce obliquement l'aiguille dans la cornée, et dès que la pointe de l'instrument a pénétré dans la chambre antérieure, on abaisse le manche, afin d'éviter le traumatisme de l'iris ou du cristallin, qui sont projetés en avant, dans les cas où l'humeur aqueuse s'échappe en partie aussitôt après la ponction.

Il importe de retirer l'aiguille doucement et avec précaution, si l'on veut éviter les congestions ou les hémorrhagies, suite fréquente d'une évacuation trop prompte du liquide de la chambre antérieure, lorsque la pression interne est considérable. Si le liquide ne s'écoule pas après la ponction, ou si l'on désire renouveler l'évacuation, on entr'ouvre légèrement les lèvres de la plaie cornéenne avec le petit stylet à point mousse.

Le pansement consiste dans un simple bandeau compressif appliqué pendant quelques heures.

M. Fano a préconisé, dans ces dernières années, les avantages d'une fistule permanente, établie sur la cornée à l'aide d'une petite perte de substance qu'il fait subir à cette membrane, la ponction une fois faite.

Iridectomie.

Les paracentèses ne produisant qu'une diminution passagère de la pression, et leur insuffisance ainsi démontrée, c'est à la recherche d'un moyen qui les remplaçât avantageusement et rendît permanent un effet temporaire, que dût s'attacher désormais l'esprit pratique du chirurgien de Berlin.

Les effets thérapeutiques de l'iridectomie, dans l'iritis chronique et l'irido-choroïdite, étaient surabondamment démontrés. Toutefois de Graefe, partisan de la section de l'iris dans ces maladies, ne l'avait pratiquée que pour remédier à l'occlusion de la pupille et prévenir les conséquences qui en résultent. « Mais que l'excision d'une certaine portion de l'iris dût diminuer la pression intra-oculaire, cela ne lui parut point prouvé par les résultats obtenus dans l'irido-choroïdite, puisque l'effet consécutif ordinaire de l'iridectomie est un afflux plus considérable de liquides. Ce fut l'utilité de l'iridectomie, dans les ulcérations et les infiltrations de la cornée, qui l'engagea à l'employer pour diminuer la pression du bulbe ; ce furent surtout les résultats marquants obtenus dans les staphylômes partiels de la cornée et les staphylômes de la sclérotique. »

De Graefe observe, en effet, que l'iridectomie pratiquée à titre d'opération préparatoire à l'ablation des staphylômes partiels, a fait disparaître spontanément le staphylôme et rendu inutile l'amputation de la partie ectasiée. Il put se convaincre en outre, que des staphylômes multiples de la sclérotique, sous l'influence de l'excision de l'iris, s'effacent graduellement et parfois disparaissent en totalité.

De plus (je résume les remarquables inductions du savant chirurgien), sous l'empire de cette idée, qu'un désaccord absolu règne souvent entre les faits de l'observation clinique et ceux que la physiologie est à même de fournir, de Graefe expérimente sur des yeux sains. Il excise de fortes portions de l'iris à des animaux, et, quoiqu'il ne puisse expliquer suffisamment le phénomène, les yeux lui paraissent plus mous au toucher. Cela fait, il invoque de nouveau le témoignage des faits pathologiques ; et cette fois encore, l'iridectomie pratiquée dans des leucomes avec synéchies antérieures, donne pour résultat une diminution légère de la consistance du bulbe.

Telle est la marche progressive qui conduisit de Graefe à l'application de l'iridectomie dans le glaucome. Les premières tentatives furent incertaines, rien ne pouvant le diriger, ni dans le mode opératoire, ni dans le choix des cas à opérer. Ce n'est qu'au bout, d'un certain temps, que cette méthode de traitement fut appliquée aux glaucomes aigus, et donna des résultats immédiats satisfaisants, comme autrefois, d'ailleurs, les premiers essais de la paracentèse ; mais bientôt, de nombreuses observations, longtemps poursuivies, démontrèrent préremptoirement, et la rétrocession constante des phénomènes inflammatoires sous l'influence de l'iridectomie, et la guérison définitive du glaucome par cette opération.

L'iridectomie, en tant que pupille artificielle, est une opération fort ancienne. Quelques auteurs attribuent l'honneur de l'avoir découverte à Wenzel père, en 1780. Velpeau et Springel prétendent qu'elle a été proposée pour la première fois par Guérin de Lyon. C'est Cheselden, qui le premier, en 1728, sur les indications de Thomas Woolhouse, pratiqua la corémorphose dans le but d'ouvrir un chemin aux rayons lumineux. C'était alors l'*iridotomie* ou la simple incision de l'iris. Toutefois, il paraît constant que l'excision proprement dite de l'iris remonte à Wenzel père. Mais c'est par les chirurgiens français que cette opération a été érigée en méthode, et c'est dans les auteurs français et dans les travaux de Lenoir particulièrement, qu'il faut en chercher la description complète.

Pratiquée à titre d'opération antiphlogistique, pour combattre les différents états inflammatoires et l'excès de pression intra-oculaire, elle ne diffère pas sensiblement de l'opération de la pupille artificielle (iridectomie optique). Le procédé est le même ; l'emplacement seul varie. Dans le cas qui nous occupe, l'iridectomie doit être faite de préférence à la partie supérieure de la cornée ; elle est moins visible d'abord, et on n'a pas à craindre les phénomènes d'éblouissements ultérieurs. Cependant, lorsque le rebord orbitaire supérieur est trop proéminent et menace de gêner les mouvements de la main, on peut choisir son emplacement à la partie inférieure. La même considération doit nous guider quand, pour une raison ou pour une autre, nous employons le chloroforme. « L'œil a alors une très-grande tendance à fuir en haut, et pour l'attirer vers la partie inférieure de la cornée, nous sommes obligés d'exercer, à l'aide des pinces à fixation, une forte traction en bas qui nous expose à une rupture de la zonule, quand l'œil est très-tendu par l'excès de pression intra-oculaire » (1). Enfin, il est indiqué de pratiquer l'iridectomie à la partie inférieure de la cornée, si toutefois cette membrane n'est pas en ce point obstruée par des opacités, quand nous voulons, en même temps que remédier à l'excès de distension des tuniques oculaires, ouvrir un chemin aux rayons lumineux, des dépôts plastiques, des adhérences ou bien des leucomes encombrant le champ pupillaire. On choisit alors la partie inférieure et interne de la cornée, c'est-à-dire le point où passe la ligne visuelle. M. le professeur Richet m'a dit ces jours derniers qu'il pratiquait constamment la pupille artificielle au côté externe, en se fondant sur ce motif, que le champ visuel est plus étendu en dehors et que cette condition favorise le succès de l'opération.

(1) Meyer, traité des opérat.

Quelques règles doivent nous guider. Pour l'établissement de la pupille artificielle, il suffit en général d'une petite ouverture et d'une légère excision de l'iris. Ici, au contraire, l'incision doit être large et aller jusqu'à la périphérie de la cornée, s'étendre jusqu'au bord ciliaire. Aussi vaut-il mieux, je crois, pénétrer dans la chambre antérieure à travers la sclérotique. Quand on a fait l'incision, on doit retirer l'instrument avec beaucoup de précaution, pour éviter la propulsion soudaine et trop rapide de l'humeur aqueuse; et aussitôt après, on va à la recherche de l'iris, que l'on excise aussi largement que possible.

L'opération se décompose en trois temps. Les instruments nécessaires sont :

1° Un écarteur des paupières; 2° une pince à griffes ou à dents de Waldau, pour fixer le globe.

3° Un couteau lancéolaire coudé (fig. 9). (On peut se

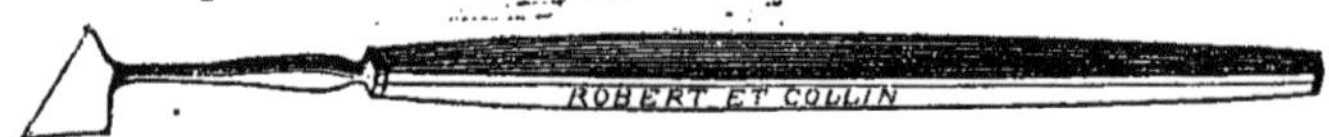

Figure 9.

servir encore du kératotome de Richter ou du couteau de de Graefe).

4° Une pince à petites dents, plus ou moins courbe, pour saisir l'iris (fig. 10).

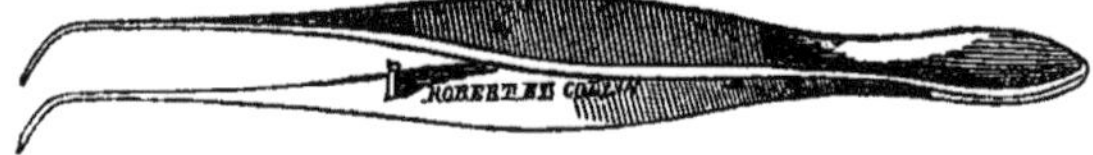

Figure 10.

5° Des ciseaux courbes sur le plat ou coudés sur le tranchant (fig. 11 et 12).

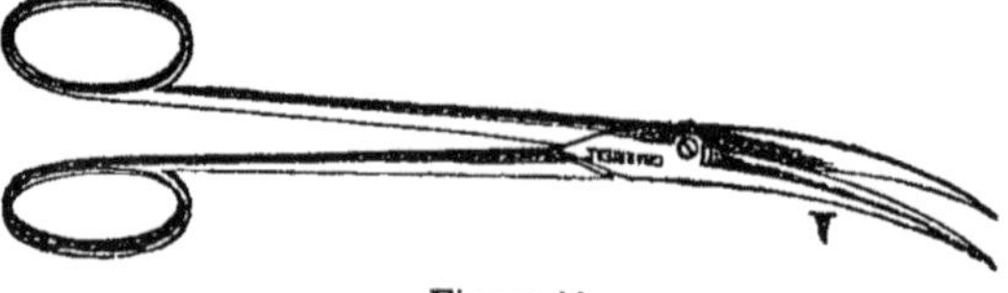

Figure 11.

On fera bien d'avoir également à sa disposition un petit
couteau mousse, pour agrandir l'incision, si elle était trop
petite.

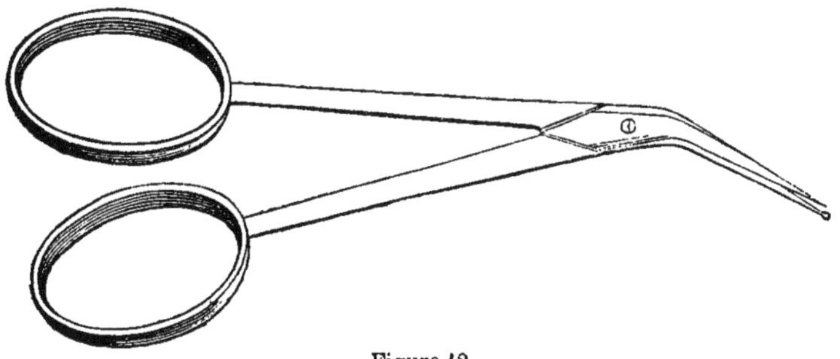

Figure 12.

Le malade étant couché sur un lit, les paupières écartées
et la tête maintenue, l'opérateur se place derrière lui, pour
l'iridectomie pratiquée en haut. Il saisit avec la pince à
fixation un large pli de la conjonctive, à la partie inférieure
de la cornée. L'œil ainsi immobilisé et dirigé en bas, il pénètre, avec la pointe du couteau lancéolaire, dans la chambre
antérieure, à travers la cornée ou la sclérotique (1). Dès que
celui-ci a pénétré, il abaisse le manche de l'instrument,
pour éviter le cristallin, et en suivant une direction parallèle à l'iris. De Graefe saisissait avec des pinces un pli de

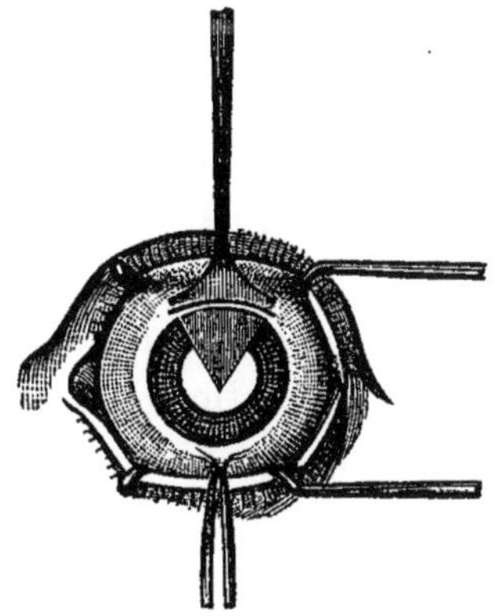

Figure 13.

(1) J'adresse mes remerciements à l'éditeur, M. Lauwereyns, qui a mis
à ma disposition les planches relatives à l'iridectomie.

la conjonctive et passait dessous, de façon à pratiquer une sorte d'incision sous-conjonctivale. Lorsque la 'pointe est arrivée à peu près jusqu'au centre de la pupille (fig. 13), il est temps de retirer l'instrument, ce que l'on fait avec beaucoup de précaution, en raclant, pour ainsi dire, la surface postérieure cornéenne. Dans ce mouvement de retrait, si l'on juge la plaie insuffisante, on peut l'agrandir en agissant sur l'un ou l'autre des angles de l'incision avec le couteau. C'est le premier temps de l'opération.

Lorsque l'humeur aqueuse s'est écoulée, l'opérateur confie à un aide la fixation de l'œil, saisit de la main gauche la pince à griffes coudées, et s'en va à la recherche de l'iris. Si l'iris n'est pas retenu par des adhérences, il est chassé par les liquides qui s'échappent hors de l'œil et vient faire hernie entre les lèvres de la plaie. Dans ce cas, on n'a qu'à le saisir et à l'exciser. Mais quand il est adhérent, cette manœuvre est bien plus délicate. Les pinces fermées, on les applique sur la lèvre externe de la plaie, qu'on déprime légèrement pour se frayer un passage, et on pénètre. Une fois dans la chambre antérieure, on pousse l'instrument vers le sphincter pupillaire et on évite de l'engager entre l'iris, en exerçant de petits mouvements de latéralité. Quand on est arrivé tout près du sphincter, on écarte les branches des pinces et, en les refermant, on saisit, avec les mors aigus, une portion de la membrane qu'on attire au dehors et qu'on sectionne au ras de la cornée ou de la sclérotique, à l'aide des ciseaux tenus dans la main droite (fig. 14). Quelques chirurgiens ont l'habitude de confier à un aide le soin de faire l'excision ; dans ce cas, ils continuent à maintenir le globe de l'œil avec la pince à fixation, pendant que de l'autre main ils vont saisir l'iris. Ces différentes manœuvres constituent le deuxième temps de l'opération, décomposé par certains auteurs en deux temps, eu égard aux obstacles qu'on rencontre parfois pour ramener l'iris, quand il est friable ou retenu par des synéchies difficiles à rompre.

L'iris excisé, on retire l'écarteur et on laisse un instant
reposer le malade, dont on ferme les paupières ; bientôt

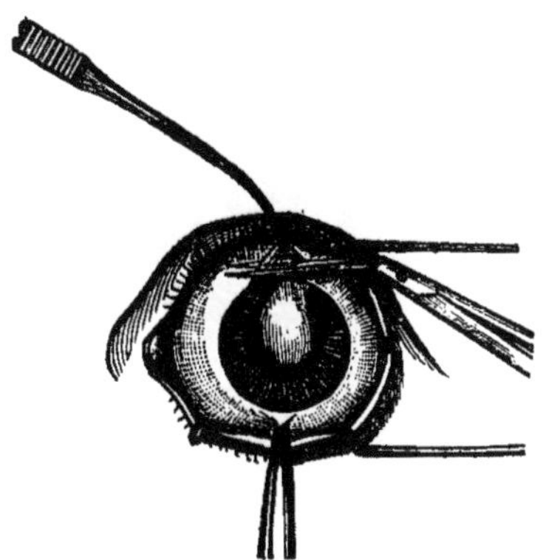

Figure 14.

après, on procède au nettoyage de la plaie. Avec des pinces
fixes, on débarrasse celle-ci des caillots qui la recouvrent
souvent. Si une petite quantité de sang s'est épanchée dans
la chambre antérieure, on l'évacue, à l'aide de pressions
douces sur la cornée, à travers la paupière inférieure, ou
bien on presse légèrement sur le bord sclérotical de la plaie
avec une spatule étroite, et le liquide ne tarde pas à
s'échapper. D'ailleurs, l'épanchement sanguin se résorbe
avec la plus grande facilité. Quand les bords de l'iris se
trouvent pris entre les bords de la plaie, on les fait rentrer
par une légère pression et des frottements doux vers les
angles, avec le dos d'une curette en caoutchouc ou en métal.
M. le professeur Richet n'adopte pas cette manière de voir,
et il conseille de s'abstenir de toutes manœuvres de réduc-
tion ; plusieurs faits l'autorisent à penser qu'un léger degré
d'enclavement n'est pas sans offrir quelque avantage au
point de vue du résultat définitif, comme celui de permettre,
par une sorte de fistule, l'écoulement incessant des liquides
de la chambre antérieure. D'un autre côté, des observations
contraires tendent à démontrer que, si des phénomènes in-

flammatoires se développent fréquemment du côté de l'iris, à la suite de l'iridectomie, c'est à l'enclavement de cette membrane et aux tiraillements qui en résultent qu'on doit les attribuer.

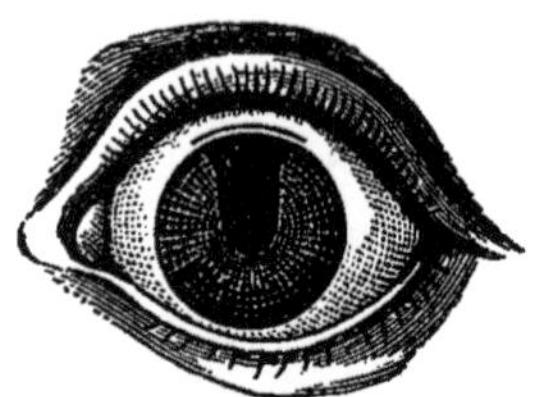

Figure 15.
Aspect de la pupille après l'opération.

Dès que l'opération est terminée, on rafraîchit l'œil avec une compresse imbibée d'eau froide, et on se contente d'appliquer ensuite un léger bandeau, et de soustraire le malade à la lumière Les instillations d'atropine le lendemain ou le surlendemain de l'opération sont parfois nécessaires pour empêcher les adhérences du bord du sphincter avec la capsule cristallinienne.

De quelle façon agit l'iridectomie ? C'est là un des problèmes les plus difficiles à résoudre.

Les faits sont évidents, palpables, et les interprétations ne manquent point, qui sont dignes d'être examinées sérieusement ; mais l'interprétation exacte, la seule vraie, fait absolument défaut. Tout ce qui a trait au mode d'action de l'iridectomie est encore du domaine de l'hypothèse.

De Graefe, en pratiquant l'excision de l'iris; a eu pour but d'obtenir une diminution permanente de la pression intra-oculaire, et il l'a obtenue en effet. Est-ce, en diminuant la surface sécrétante de l'iris, qu'il a diminué l'hypersécrétion ? Et, tenant compte de cette circonstance, est-il permis de conclure que la diminution de l'humeur aqueuse, impossible à évaluer mathématiquement, soit en rapport avec l'abaissement de la pression ? Est-ce l'excision d'une portion de l'iris qui, eu égard à la simultanéité d'action qui existe entre les fibres musculaires de cette membrane et le tenseur de la choroïde, diminue la pression en relâchant ce dernier? Est-ce une modification primitive de la circulation choroïdienne qui entraîne pour effet secondaire le ralentissement de la sécrétion? Autant de points obscurs, de questions à débattre.

Pagenstecker admet que l'iridectomie agit sur la circulation de la choroïde, en diminuant la masse du sang veineux qui revient à cette membrane.

Sichel fils ne voit dans l'excision de l'iris qu'une saignée locale amenant la déplétion du système veineux. Pour M. de Wecker, c'est la section d'un certain nombre de filets nerveux, destinés à régler la pression intra-oculaire, d'où il résulte une énergie de sécrétion moindre. L'iridectomie peut être n'agirait, selon lui, qu'à la façon d'une large paracentèse, et ses résultats seraient d'autant plus avorables, que la section serait plus périphérique et faciliterait plus longtemps l'issue de l'humeur aqueuse. Ce ne serait donc pas l'iridectomie proprement dite, que l'on ne peut éviter à cause du prolapsus, qui produirait les effets thérapeutiques, mais l'établissement de la fistule à la faveur d'une large section périphérique. Le professeur Bowman interprète les faits d'une autre manière : « L'iris forme normalement une barrière entre la chambre antérieure et la coque qui contient la vitrine ; si on supprime cette barrière dans une plus ou moins grande étendue, les deux liquides peuvent communiquer à travers le ligament suspenseur et l'hyaloïde. De sorte qu'à l'écoulement direct qui s'opère par la plaie extérieure, tant que celle-ci n'est pas formée, vient s'ajouter, au moment de sa cicatrisation, un nouvel écoulement qui s'opère par le mécanisme suivant : le liquide sécrété en excès dans l'humeur vitrée, et susceptible de comprimer la rétine, transsude, au moyen de l'échancrure iridienne, dans l'humeur aqueuse, et là, ou bien s'échappe par exosmose à travers la cornée, ou bien est absorbé par les vaisseaux distribués à la surface antérieure de l'iris » (1).

En somme, c'est toujours à un symptôme dominant que s'adressent les effets thérapeutiques de l'iridectomie ; en combattant l'hypersécrétion des liquides, elle a constamment pour effet secondaire de combattre les lésions qui en dépendent, et d'amener le rétablissement des fonctions nutritives, enrayées par l'excès de compression. En attendant que son mode essentiel d'action soit déterminé, mieux vaut, en acceptant les faits empiriques, laisser de côté les nombreuses interprétations, et considérer l'iridectomie comme jouant un rôle très-complexe. Je ne doute pas qu'en admettant une action générale, on se rapproche plus de la vérité.

Toutes les maladies qui ont une tendance plus ou moins prononcée à l'ectasie staphylomateuse, toutes celles qui se caractérisent par l'irritation des nerfs ciliaires, d'où dérive le surcroît de l'énergie de sécrétion, tous les états morbides qui, au début, ou dans le cours de leur évolution, se compliquent d'une augmentation variable de pression, sont susceptibles de se modifier heureusement, par l'emploi de l'iridectomie.

Je ne fais que poser très-brièvement les principales indications qui se présentent.

De toutes les formes d'iritis, je l'ai dit plus haut, celle qui se complique le plus fréquemment de symptômes glaucomateux est l'iritis séreuse. Dès que la pression intra-oculaire augmente, que l'œil devient dur, il y a nécessité d'intervenir au moyen de l'iridectomie. Les autres formes réclament moins l'intervention chirurgicale, et cèdent plus facilement aux agents médicaux. Néanmoins, dans la forme chronique, où des adhérences multiples avec la cristalloïde exercent des tiraillements sur l'iris et les nerfs, on doit redouter l'explosion du glaucome secondaire, ou tout au moins s'attendre au développement de phénomènes

(1) James, loc. cit.

inflammatoires du côté du cercle ciliaire. Ces accidents sont bien plus à craindre, lorsqu'il y a interruption complète de la communication entre les milieux de l'œil par une synéchie postérieure totale. L'expectation dans ce cas n'est plus permise.

Même pratique doit être conseillée dans l'irido-cyclite à forme séreuse, dès que la tension bulbaire apparaît, et que le champ visuel se rétrécit.

L'excision de l'iris dans le glaucome proprement dit n'étant plus à discuter, dans quelle mesure doit-elle être appliquée?

Généralement, il est indiqué de s'abstenir de toute opération pendant la période prodromique du glaucome aigu, si les symptômes ne sont pas violents et si les altérations fonctionnelles sont peu accentuées.

Mais, dès que survient l'attaque, l'hésitation ne saurait être permise. Toutefois il convient de différer un peu, et d'attendre que l'inflammation intense ait disparu.

Dans le glaucome chronique inflammatoire, on peut opérer à toutes les périodes de le maladie. Mais ici, les effets de l'iridectomie sont bien moins favorables que dans la forme aiguë. Plus on attend, et moins on a chance d'obtenir une amélioration. Il va sans dire que, lorsque le glaucome est absolu, la perte de vision complète, on n'a plus rien à espérer.

Presque constamment dans la forme chronique simple, l'iridectomie échoue. Les effets thérapeutiques ne sont que temporaires, ou ils ne consistent que dans de légers amendements. Heureux si l'on peut reconnaître la maladie dès le début, et intervenir rapidement. Il sera possible alors d'arrêter l'excavation commençante et le rétrécissement progressif du champ visuel.

L'excision de l'iris intervient d'une manière favorable dans les affections de la cornée, où cette membrane, affaiblie par une perte de substance ou un défaut de tonicité de

Piéchaud.   10

ses fibres, est dans de mauvaises conditions pour résister à la pression même physiologique des milieux de l'œil Aussi est-il indiqué, en prévention d'accidents graves, de recourir à l'iridectomie dans quelques états pathologiques.

Toute kératite est accompagnée d'une modification des cellules de la cornée, pouvant aller jusqu'à une complète destruction des éléments épithéliaux, comme le montrent les altérations de poli de sa surface. A la suite de ce travail morbide, il n'est pas rare de voir l'irritation incessante des nerfs ciliaires favoriser une légère hypersécrétion, qui réagira d'autant mieux sur la cornée, que celle-ci sera plus affaiblie par l'inflammation première. Les conséquences seront des changements de courbure de sa surface, des abcès, des ulcères, un hypopyon, quelquefois une suppuration plus ou moins étendue. L'iridectomie évidemment ne doit pas être employée en aveugle, et il faut ajouter même que dans la plupart de ces cas elle serait intempestive. Les paracentèses le plus souvent auront un utile effet, en diminuant la tension, ou en évacuant le pus, et amèneront la guérison. Mais, s'il est bien démontré que c'est l'excès de pression que, supporte la membrane affaiblie qui entretient son état inflammatoire, si, par exemple, c'est cette même pression qui oppose un obstacle continu à la réparation d'un vaste ulcère, pouvant amener une perforation ou des désordres irrémédiables, je crois que, les autres agents thérapeutiques, atropine, paracentèses répétées, incisions sur toute l'étendue de l'ulcère, ayant été employés, il ne saurait y avoir de motifs de ne pas recourir aux ressources d'une large iridectomie. C'est, à mon avis, le parti le plus sage à prendre. Et je ne comprends même pas que, lorsqu'il y a imminence de perforation, *kératocèle*, si petite qu'elle soit, des couches profondes de la cornée par ulcération des lames superficielles, qu'on n'ait pas plus souvent recours à l'excision de l'iris. En faisant l'opération avec de grands ménagements, il serait possible d'empêcher la perforation spontanée toujours funeste, et d'éviter les inconvénients qui résultent d'une perforation à l'aide du couteau, tels que l'accolement de l'iris aux lèvres de la petite plaie, ou la hernie de cette membrane. Et même, après la perforation spontanée ou artificielle, si la cornée cède encore manifestement à la pression et n'a pas de tendance à se cicatriser, l'iridectomie pourra la mettre dans des conditions avantageuses de réparation, en même temps qu'elle préviendra le développement du staphylôme cicatriciel.

On connaît déjà les remarques faites par de Graefe sur des ectasies partielles de la cornée, qui se sont effacées ou ont dispuru spontanément sous l'influence d'une iridectomie préparatoire. C'est ici, en effet, que l'iridectomie a les plus grands avantages. Non-seulement, je le répète, elle peut, en diminuant d'une façon permanente la pression interne, enrayer le développement du staphylôme, mais encore lui imprimer une marche rétrograde ou même le faire disparaître absolument. Dans ce cas, il faut toujours pratiquer l'opération, dans le point de la cornée opposé à celui de l'ectasie. Si le staphylôme s'enflamme, provoque des tiraillements de l'iris, cause de vives douleurs et augmente l'hypersécrétion, plus que jamais il est indiqué de faire l'excision.

On comprend sans peine, combien serait inutile et absurbe toute tentative d'iridectomie dans le staphylôme total de la cornée et de l'iris, où l'œil entièrement perdu pour la vision n'est plus qu'une source de désagréments pour le malade et une menace perpétuelle pour l'autre œil. Tous les moyens locaux ou généraux épuisés, il est nécessaire de recourir à la dernière ressource, qui consiste soit dans l'amputation de l'hémisphère antérieur, soit dans l'énucléation du globe.

Les avantages de l'iridectomie dans le traitement des maladies hydrophthalmiques suffisamment démontrés; je n'entre pas dans l'étude des accidents, suite de l'opération.

Toutes les complications ultérieures qu'on a signalées . décollements ou apoplexies de la rétine, phénomènes graves d'inflammation et fonte purulente de l'œil, opacités cristalliniennes, apparition plus hâtive de phénomènes glaucomateux dans l'œil sain, toutes ces complications, rares d'ailleurs, n'infirment en rien le bénéfice du traitement chirurgical. L'hémorrhagie qui résulte de l'excision de l'iris est quelquefois assez abondante pour donner des craintes. Les uns, à l'exemple de M. Maurice Perrin, la considèrent comme une complication fort grave; d'autres, l'envisageant à un point de vue général, font ressortir la facilité avec laquelle se résorbent les suffusions sanguines. M. le professeur Richet établissant une distinction, n'accorde que peu d'importance aux hémorrhagies qui suivent l'iridectomie, il les considère même comme opérant une détente salutaire de l'organe. Il n'y a de danger sérieux, que lorsque le sang épanché se complique de réaction inflammatoire, le caillot s'entourant d'exsudats, et formant des adhérences avec les parties voisines.

Quelques chirurgiens, dans le but de suppléer à l'iridectomie, ont proposé diverses opérations que l'expérience n'a point consacrées. C'est ainsi que Nunneley (1) conseille la pratique de donner issue à l'humeur aqueuse, et de relâcher en même temps les tuniques oculaires trop fortement tendues, par une incision, longue environ d'un tiers de pouce, portant moitié sur la sclérotique, et moitié sur la cornée.

D'un autre côté, Hancock (1) a imaginé de faire la section du muscle ciliaire, et il décrit aïnsi son opération : un couteau à cataracte est introduit à la partie inférieure et externe de la cornée, à l'union de cette membrane avec la sclérotique; la pointe du couteau est poussée obliquement, d'avant en arrière et de haut en bas, jusqu'à ce que les

(1) Lancet, 1861.
(2) Oph. hosp. rep., 1860-61.

fibres de la sclérotique soient divisées obliquement dans une étendue d'environ un huitième de pouce : on divise ainsi le muscle ciliaire, et le sang s'écoule le long de la lame du couteau.

Cette opération, qui a produit d'assez bons résultats, n'agit que comme *débridement* de la coque oculaire, et on ne saurait lui accorder d'autre valeur que celle d'une large paracentèse.

Critchett, de Londres, dans le but de faire cesser la pression intra oculaire et de reconstituer l'équilibre entre les milieux de l'œil et les enveloppes, a proposé, en évacuant le liquide, d'établir une espèce de soupape de sûreté, qui empêchât désormais la rupture de cet équilibre : il enfonce une large aiguille sur les limites de la cornée et laisse l'humeur aqueuse s'écouler librement; puis, il introduit dans la chambre antérieure un crochet mousse, au moyen duquel il attire au dehors une portion de l'iris. Si la saillie de cette membrane est trop considérable, il en excise une partie au niveau de la surface externe de la cornée, et abandonne le reste entre les lèvres de la plaie. Cette opération a l'avantage de faire cesser immédiatement la tension du globe et prévient les accidents ultérieurs.

Préoccupé de la recherche d'un moyen que l'on pût substituer à l'énucléation du premier œil atteint, dans l'ophthalmie sympathique, de Graefe avait émis l'idée que l'on pourrait peut-être faire avantageusement la section des nerfs ciliaires. Cette opération, que M. Ed. Meyer a pratiquée le premier, en 1866, je ne serais pas éloigné de croire qu'elle fût de nature à intervenir d'une façon favorable, non-seulement pour faire disparaître les névralgies si rebelles des affections hydrophthalmiques, mais encore pour enrayer la marche de l'hypersécrétion et couper court à tous les symptômes glaucomateux. Il serait à désirer que des expériences fussent faites dans cette voie.

Le procédé opératoire, que M. Ed. Meyer (1) a proposé et exécuté dans l'ophthalmie sympathique, est le suivant : « Etant donnée la région douloureuse au toucher, on soulève un pli de la conjonctive près du bord de la cornée, et on l'excise ; puis, pénétrant avec la pointe des ciseaux mousses entre la conjonctive et la sclérotique, on débride dans la direction et l'étendue exigées par le plan de l'opération, le tissu cellulaire qui unit les deux membranes. On introduit alors un crochet sous celui des muscles droits qui est le plus rapproché de l'incision, et on arrive ainsi à fixer l'œil, tandis qu'en même temps on détermine l'endroit de l'insertion musculaire, en ménageant le plus possible cette dernière, s'il y a moyen. Le crochet tenu de la main gauche, on ponctionne la sclérotique derrière la région ciliaire, obliquement à sa surface, et de manière à éviter le cristallin.

« On se sert d'un couteau étroit, à tranchant légèrement concave, dans le genre du névrotome. La contre-ponction se fait de telle façon que, la section terminée, on a une plaie linéaire, parallèle à l'équateur du globe oculaire, et dans laquelle le corps vitré se présente immédiatement. La longueur de l'incision scléroticale doit être proportionnée à l'étendue de la région douloureuse. Le crochet retiré avec précaution, on ramène vers la cornée la conjonctive dont on peut, au besoin, réunir la plaie par un ou deux points de suture. »

Enfin, dernièrement, dans une névralgie faciale à forme convulsive, qui avait été suivie de glaucome absolu et de douleurs ciliaires intenses, dont le point de départ était une zone morbide périphérique, mon ami le Dr Abadie a pratiqué la section du nerf sous-orbitaire dans la région de la fosse canine, à un demi-centimètre environ au-dessous du rebord orbitaire inférieur. La maladie avait débuté en

(1) Traité des opér.

1863. Depuis bientôt huit mois, les convulsions n'ont plus reparu, et il n'y a plus la moindre trace de névralgies oculaires.

Tous ces moyens, quelles que soint d'ailleurs les théories diverses qui les ont fait accepter, sont destinés à combattre la compression que subissent les différentes parties du bulbe, et ils ont à des degrés inégaux la propriété de rétablir l'harmonie des rapports entre les milieux et les membranes de la coque occulaire. Qu'il y ait une maladie typique, bien caractérisée, connue sous le nom de glaucome, il n'est pas moins vrai qu'il existe un assez grand nombre d'autres affections dont la pathogénèse, la marche et l'évolution sont peut-être bien différentes, mais qui se rapprochent assez néanmoins par leurs lésions définitives de la maladie typique, pour qu'on doive les considérer comme ayant « un *habitus*, une tendance, un caractère glaucomateux (1). » C'est pour cette raison, sans doute, que le même traitement chirurgical, ayant pour effet d'enrayer l'hypersécrétion morbide, et de diminuer d'une façon permanente la tension de l'œil, est applicable dans la plupart de ces cas, et produit presque constamment des résultats analogues.

« Voilà aussi pourquoi l'iridectomie, comme le pressent A. Jaumes, dans son remarquable travail : *du Glaucome*, voilà aussi pourquoi l'iridéctomie, malgré ses succès, ne doit pas être le dernier mot de la thérapeutique, car elle ne s'adresse qu'à un symptôme, à un symptôme commun à des maladies diverses. » Maladies diverses peut-être, mais aboutissant toutes à des manifestations extérieures analogues, et présentant toutes, à un moment donné, « un mode d'action commun, dont l'effet est la pression intra-oculaire » (2).

(1) De Graefe. Rem. cl. ult., chap. III.
(2) A. Jaumes, loc. cit.

Tantôt celle-ci est considérée comme ayant son point de départ dans des lésions de l'appareil nerveux, tantôt comme dépendante des modifications de structure de la sclérotique, et, en dernier lieu enfin, comme résultant d'un spasme du muscle ciliaire (1) qui agirait sur la coque de l'œil, de façon à comprimer les milieux et les membranes, en diminuant sa capacité.

A quelle opinion doit-on se rattacher?

Sans doute, l'influence nerveuse est prédominante ; et il faut accorder une large part à l'action du trijumeau, les expériences ayant démontré que l'irritation, portée sur l'origine du nerf de la cinquième paire, amenait constamment une augmentation considérable de la tension bulbaire. Mais la pathologie confirme-t-elle toujours les données physiologiqnes ? Et d'ailleurs comment expliquer ces lésions de l'appareil nerveux, si l'on ne fait pas intervenir un autre élément ?

La sclérotique, chez les sujets âgés, offre une très-grande résistance à la pression normale des milieux de l'œil. De là résultent. et un obstacle à la circulation de retour, d'où rétention du sang veineux ; et une compression plus ou moins grande des nerfs ciliaires qui traversent l'enveloppe fibreuse, d'où irritation de ces nerfs.

Sans admettre une inflammation rétractive de la sclérotique, qui aurait pour résultat de diminuer la capacité absolue du globe oculaire, ne doit-on pas admettre une rigidité particulière de cette membrane qui, en s'opposant à la pression excentrique qu'elle supporte, provoque toute une série de faits pathologiques ?

Quand on étudie le développement du processus ectasique chez les myopes, on peut se convaincre que la sclérotique se laisse distendre peu à peu et d'une manière progressive, et même que cette sorte de travail morbide

(1) Hancock.

qu'elle a eu l'habitude de contracter, amenant et l'amincissement et le relâchement de ses fibres, lui enlève de sa particularité à favoriser le glaucome secondaire. Ce n'est qu'à un âge avancé où, d'une part, l'élasticité de la membrane étant à la fin épuisée, et de l'autre, les fibres étant devenues plus rigides, le vice myopique peut constituer une prédisposition aux phénomènes glaucomateux.

En combinant et le rôle de la sclérotique et l'influence nerveuse, peut-être arrivera-t-on à résoudre le problème?

www.ingramcontent.com/pod-product-compliance
Ingram Content Group UK Ltd.
Pitfield, Milton Keynes, MK11 3LW, UK
UKHW022231120726
13694UKWH00002B/795